Stefanie Glaschke / Anja Fitzner

Entspannung lernen

Übungen für Kinder und Jugendliche

Stefanie Glaschke studierte Theologie, Germanistik und Politikwissenschaft und absolvierte dann eine Ausbildung in angewandter Psychologie und Psychosomatik. Die Mutter von sechs Kindern ist als Persönlichkeitstrainerin für Lernen, Kommunikation und Verhalten tätig und arbeitet vor allem auch mit Kindern und Jugendlichen.

Neuausgabe 2012

Bisheriger Titel: Entspannung für Kinder
© Urania Verlag in der Verlagsgruppe Dornier GmbH, 2004
© Urania Verlag in der Verlag Herder GmbH, Freiburg im Breisgau, 2012
Alle Rechte vorbehalten
www.urania-verlag.de; www.herder.de

Umschlaggestaltung: Verlag Herder
Umschlagmotiv: © Mauritius Images
Redaktion und Satz: BOOKS & MORE, Monika Zilliken, Hünstetten
Herstellung: Graspo, Zlín
Printed in the Czech Republic

ISBN 978-3-451-66021-4

Ein Wort zuvor

Liebe Eltern,

mit diesem Buch möchten wir Sie herzlich zum Abenteuer »Entspannung für Kinder« einladen. Ein Abenteuer ist es deshalb, weil es spannend und aufregend sein wird, wenn Sie als Eltern Ihrem Kind dabei helfen, seine innere Ruhe zu finden. Es ist eine lohnenswerte Aufgabe, denn entspannte und ausgeglichene Kinder lernen leichter, haben weniger Schwierigkeiten mit ihrer Umgebung und sind oft sogar seltener krank. Wir verstehen dieses Buch als Arbeitsbuch, weshalb wir einen besonderen Schwerpunkt auf die Übungen gelegt haben. Zusätzlich bieten wir Ihnen die dazu notwendigen Hintergrundinformationen an, um Übungserfolge, aber auch Schwierigkeiten, rechtzeitig bemerken zu können. Als Einleitung zu jedem Kapitel finden Sie einen Überblick, in welcher Entwicklungsphase sich Ihr Kind gerade befindet. So können Sie mögliche Unruhezustände und Schwierigkeiten Ihres Kindes sofort erkennen und richtig deuten.

Gerade in einer hektischen und kurzlebigen Zeit, in der viele Kinder unter Stresserscheinungen leiden, wirkt Entspannung wie ein kleiner Urlaub, den Sie Ihrem Kind gönnen sollten. Erfahren Sie, wie positiv es sich gleichfalls auf das Leben der Eltern auswirkt, wenn Kinder in ihrem eigenen Kern ruhen.

Um das Buch bestmöglich zu nutzen, sollten Sie sich Zeit nehmen. Testen Sie jede der vorgeschlagenen Übungen mindestens dreimal mit Ihrem Kind, bevor Sie entscheiden, ob sie geeignet ist. Unterhalten Sie sich miteinander, welche Übung das Kind bevorzugt, welche es ganz und gar nicht mag. Führen Sie vielleicht ein Protokoll über Ihr Üben, in dem Sie Ihre beider Erfahrungen festhalten können.

So können Sie im Laufe der Zeit ein festes Entspannungsprogramm für Ihr Kind aufbauen. Nutzen Sie Lieblingsübungen immer dann, wenn Sie merken, dass Ihr Kind besondere Zuwendung braucht. Es tut einfach gut, wenn ein Kind, das am nächsten Tag eine schwierige Klassenarbeit zu schreiben hat, durch seine Familie Hilfe bei der seelischen Vorbereitung bekommt. Beachten Sie, dass Sie immer nur eine Übung pro Tag ausprobieren sollten. Lassen Sie die Entspannung nicht zum Stress werden! Nehmen Sie sich ausreichend Zeit zum Üben, und planen Sie etwas Zeit zusätzlich ein, damit hinterher über die Erfahrungen mit der Übung gesprochen werden kann. Es ist aber auch völlig in Ordnung, wenn Sie nur einmal in der Woche mit Ihrem Kind üben.

Gehen Sie lieber regelmäßig kleine Schritte, als unregelmäßig große Sprünge zu versuchen. Auch in der Entspannung gilt: Steter Tropfen höhlt den Stein. Entspannungstechniken lassen sich nicht wie Tabletten verabreichen, dafür wirken sie allerdings nachhaltiger. Wer als Kind lernt, sich selbst zu entspannen, hat bis in sein späteres Leben als Erwachsener hinein Vorteile dadurch.

In diesem Sinne wünschen wir Ihnen viel Freude und Erfolg mit diesem Buch.

Stefanie Glaschke   *Anja Fitzner*

Was Sie über Entspannung wissen sollten

Obwohl das Wort Stress heute in aller Munde ist, weiß kaum jemand, es zu definieren. Stress gilt als Zeitkrankheit, und wir gehen davon aus, dass die Menschen in den Industriestaaten besonders stark von Stress betroffen sind. Wohlstand und soziale Absicherung scheinen den Stress weder aufhalten noch beseitigen zu können. Bereits kleine Kinder sprechen von Stress, Kinderärzte finden alarmierende Stresssymptome bei ihren kleinen Patienten, und bei den Erwachsenen sieht es ebenfalls nicht besser aus. Stress beziehungsweise Anspannung, wie das deutsche Wort wohl heißen müsste, kommt in jeder Bevölkerungsgruppe und in jedem Lebensalter vor.

Anspannung, Stress und die Folgen

Der Anti-Stress-Markt hat Hochkonjunktur. Dabei ist Anspannung zunächst erst einmal etwas Gutes. Ein Individuum findet sich in einer Situation wieder, an die es sich anpassen muss, um sich weiterentwickeln zu können. Einige Beispiele:

Zur Weiterentwicklung braucht der Mensch die Anspannung

Eine gewisse Portion Stress braucht der Mensch für seine Weiterentwicklung. Ohne ein gesundes Maß an Anforderung gibt es daher keinen Fortschritt.

Eine Frau, die Mutter werden möchte, muss sich an die ungewohnte Situation der Schwangerschaft sowohl körperlich als auch seelisch anpassen. Dadurch entsteht unter Umständen Stress. Haben Körper und Seele der Frau diese Anpassung dagegen geleistet, hat sie sich entwickelt, sie wird von der Frau zur Mutter. Den meisten Frauen gelingt diese Anpassung, und sie birgt bei normalem Verlauf keine Gefahren. Ebenso ergeht es dem Mann, der eine neue Arbeitsstelle annimmt. Er leistet eine körperliche und seelische Anpassung, die ihm am Ende einen Entwicklungserfolg garantiert.

Kinder erleben eine solche gesunde Anpassung zum Beispiel in den ersten Wochen nach ihrer Einschulung. Ihre Anpassungsleistung ist ein notwendiger Stress, der dem gesunden Kind zwar Mühen abverlangt, aber normalerweise keine Krankheiten nach sich zieht. Im Gegenteil – er ist notwendig, damit das junge Individuum die nächste Entwicklungsstufe erreichen kann. So stellt beispielsweise die Sauberkeitserziehung Anforderungen an die Anpassungsfähigkeit des Kindes. Auch die Fähigkeit, alleine in einem dunklen Raum zu schlafen, die für uns Erwachsene selbstverständlich ist, ist für das Kind mit Anstrengung verbunden. Sobald das Kind eine dieser Anforderungen erfüllen kann, wird es durch sie gestärkt und reift.

Wenn Ziele und Anforderungen zu hoch gesteckt werden

Kommen die Anforderungen jedoch zur falschen Zeit oder in einer ohnehin schon belasteten Lebenssituation, kann das Kind ihnen nicht gerecht werden – es entstehen Frustrationen und schädigender Stress. Versetzen Sie sich einmal in ein Kleinkind, das zwar gesund ist, aber gleichzeitig lernen soll, zu sprechen, mit Messer und Gabel zu essen und das gerade geborene Geschwisterchen zu akzeptieren. Theoretisch kann es diese Anforderungen zwar erfüllen, aber nicht alle zur gleichen Zeit. Es ist überfordert und braucht dringend Entspannung, um entwicklungsfähig zu bleiben.

Oder denken Sie an einen Grundschüler, der sich auf die Schule freut und bereit ist, die Anforderungen seiner Lehrerin zu erfüllen, aber keine ausreichende Sehkraft besitzt, um die Tafelbilder zu erkennen. Seine Anpassung wird durch das fehlende Sehvermögen verhindert. Er leistet etwas und kommt doch nicht zu seinem Ziel. Dieser Schüler wird trotz der Mobilisierung seiner Kräfte immer wieder Misserfolge ernten. Er lebt in dem ständigen Spannungsfeld der notwendigen Anpassung und seines Scheiterns. So ergeht es jedem Menschen, dessen Ziele zu hoch für die eigenen Fähigkeiten sind, wobei es keine Rolle spielt, ob er selbst diese Ziele ausgesucht hat oder ob die Umgebung die Anforderungen stellt.

Wann ist Stress positiv oder schädlich?

Wir dürfen uns den Unterschied zwischen notwendigem, positivem Stress und schädlichem Stress wie folgt vorstellen: Unser Organismus ist in der Lage, sich an neue Situationen anzupassen. Wir erkennen die Notwendigkeit und mobilisieren unsere Kräfte, um die Anpassung zu vollziehen. Sobald wir diese Arbeit erfolgreich abgeschlossen haben, tritt eine Phase der Entspannung ein. Hierfür sorgt der Organismus normalerweise

Liegt die Messlatte zu hoch, können schnell Frustrationen entstehen, die sich als »schädlicher« Stress entpuppen und belastend wirken.

ganz selbstständig. Haben wir aber keinen Erfolg durch unseren Energieeinsatz, tritt Frustration ein, die automatische Entspannung bleibt aus. Wir unternehmen einen weiteren Anlauf, obwohl unsere Kraft erschöpft ist – wieder endet der Versuch in Frustration. Auf diese Art entsteht ungesunder Stress. Die Kräfte schwinden, und durch die fehlende Entspannung werden auch keine neuen aufgebaut. Wir sind kraftlos und leer, wie ausgebrannt. Jede neue Anforderung wird als Überforderung empfunden, zum Schluss scheint das normale Leben eine Dauerbelastung zu sein.

Kreislauf gesunder Stress (links), Kreislauf ungesunder Stress (rechts)

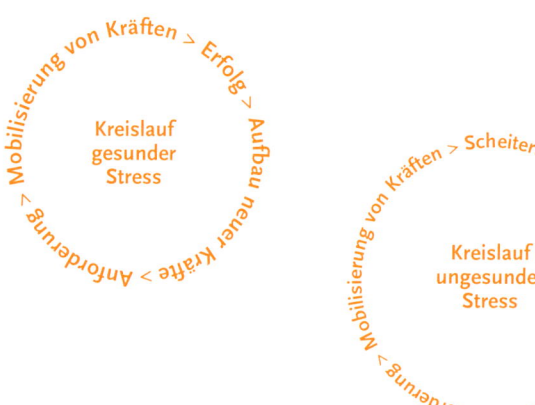

Was geschieht bei Stress im Körper?

Hier setzen nun die körperlichen Stresserscheinungen ein. Der Stoffwechsel ist gestört, Appetitlosigkeit und Verdauungsbeschwerden sind die Folge. Der Mensch besitzt keine Energie mehr für sein Herz-Kreislauf-System, und der Körper reagiert mit Bluthochdruck, Herzinfarkt oder anderen Alarmzeichen. Die Nerven können sich nicht mehr regenerieren, der Mensch leidet unter Nervosität. Der Volksmund kennt viele Bezeichnungen für diese Art von Belastung: »Das schlägt mir auf den Magen.« oder »Es geht mir an die Nieren.« Je länger eine solche Situation der Anspannung anhält, umso gefährlicher wirkt sich der Stress aus, da der Körper seine Fähigkeiten zur Erholung zunehmend verliert. Dieses Phänomen gilt übrigens für körperliche wie seelische Anspannungssituationen gleichermaßen. Stress auf der einen Ebene bringt in der Regel Belastung auf der anderen Ebene mit sich. Und gerade bei Kindern kann eine lange Zeit vergehen, bevor die Stresssymptome sichtbar werden.

Stress entsteht durch übergroße Anpassungsleistungen

Am besten wäre demnach, wenn jeder Mensch stets nur die Anspannung erleben würde, die er auch bewältigen kann. Leider gibt es Lebensbereiche, in denen das nicht möglich ist. Speziell Kinder sind häufig Opfer von Überforderungen. Die Umwelt stellt Anforderungen an sie, ohne Rücksicht auf ihre individuelle Leistungsfähigkeit zu nehmen. Statt *Entwicklungs-Schritte* zu ermöglichen, werden oft *Entwicklungs-Sprünge* gefordert.

So kann ein Kind, das die ersten drei Lebensjahre in Ruhe und Abgeschiedenheit auf dem Lande mit der Mutter allein gelebt hat, die Kindergartengruppe mit 24 anderen Kindern als immensen, negativen Stress erleben. Die Anpassung an die große Gruppe erfordert von ihm Fähigkeiten, über die es bisher nicht verfügt. Ein Kind aus einer Großfamilie, die aus zehn Personen besteht, hat dagegen wahrscheinlich weniger Mühe, sich dieser neuen Lebenssituation anzupassen. Ein sportliches Kind empfindet kaum Stress, wenn es an einem Wandertag einige Kilometer zu Fuß gehen muss. Ein Kind, das sich gewöhnlich nicht bewegt, kann in dieser Situation schon eine schwere Überforderung sehen.

Was für den einen Stress bedeutet, kann für den anderen durchaus noch eine ganz normale »Belastung« sein. Stress unterliegt folglich immer einer recht subjektiven Einschätzung.

Anpassungsprozesse steuern

Wenn Sie überprüfen möchten, wie hoch die derzeitige Stressbelastung Ihres Kindes ist, führen Sie in aller Ruhe den unten stehenden Test durch, der teilweise dem Urania-Eltern-ratgeber »Erfolgreich lernen für die Grundschule« entnommen ist.

Wenn es sich um das Familienleben handelt, können Sie selbst für sich und Ihre Kinder darauf achten, dass keine übergroßen Anpassungsleistungen erforderlich sind. So können Sie, als Eltern, für Ihr Kind die Anpassungsprozesse in viele kleine Schritte einteilen, die das Kind gut vollziehen kann. Im gesellschaftlichen Umfeld haben Sie diese Möglichkeit nur sehr begrenzt. Hier gilt es, die Anforderungen des Kindergartens, der Schule und des Freundeskreises zu erfüllen. Deshalb ist es notwendig, dass Ihr Kind lernt, Entspannung besonders dann zu erreichen, wenn es unter hohem Erwartungsdruck steht und Frustrationen erlitten hat. Vielleicht möchten Sie an dieser Stelle überprüfen, wie hoch die Stressbelastung für Ihr Kind ist.

Stressfaktoren überprüfen

In der folgenden Checkliste stellen wir Ihnen mehrere Stressfaktoren vor. Anhand der Anzahl der zutreffenden Faktoren können Sie in etwa abschätzen, wie notwendig Entspannung für Ihr Kind ist und erhalten somit einen Hinweis darauf, in welcher Intensität Sie mit Ihrem Kind in diesem Buch arbeiten sollten. Wenn Sie selbst Ihr Kind für sehr gestresst halten, überlegen Sie, ob Sie sich zusätzlich professionelle Hilfe suchen.

Checkliste

Kreuzen Sie jede Frage an, die Sie mit »Ja« beantworten können.

- ❑ Sind Sie in den letzten sechs Monaten umgezogen?
- ❑ Hat es in den letzten sechs Monaten einen Wechsel der Bezugsperson im Kindergarten oder in der Schule gegeben?
- ❑ Gab es in den letzten sechs Monaten häufig Streit unter Ihnen, den Eltern?
- ❑ Gab es in den letzten sechs Monaten eine schwere Erkrankung oder einen Todesfall im nahen Umfeld des Kindes?

❏ Waren Sie oder der andere Elternteil des Kindes in den letzten sechs Monaten ernsthaft krank?

❏ Wurde Ihre Familie in den letzten sechs Monaten von existenziellen Ängsten wie beispielsweise Arbeitslosigkeit etc. bedroht?

❏ Erlebt Ihr Kind körperliche Gewalt durch andere?

❏ Hat Ihr Kind Schlafprobleme oder Albträume?

❏ Hat sich innerhalb der vergangenen zwölf Monate die Familiensituation, in der das Kind lebt, verändert?

Bereits ein einzelner Faktor kann bei Kindern Stress auslösen, wenn er sie in ihrem Sicherheitsempfinden stört. Diese Störungen können Kinder aber meist gut verarbeiten, so lange sie in sich selbst Ruhe finden. Treffen mehr als drei Faktoren zu, steht Ihr Kind hingegen mit höchster Wahrscheinlichkeit sehr unter Stress. Es braucht mit Sicherheit Ihre Hilfe, um sich aus dieser Situation zu befreien.

Was ist Entspannung?

Entspannung, wie oft ist Ihnen das Wort schon begegnet? Wie fühlen Sie sich, wenn Sie entspannt sind? Was genau ist Entspannung? Der entspannte Mensch fühlt sich ruhig und ausgeglichen. Körper, Geist und Seele befinden sich im harmonischen Einklang. Menschen, die sich wohl fühlen, sind weniger anfällig für Krankheiten und seelische Überforderungen. Der Mensch wird insgesamt leistungsfähiger beziehungsweise kann sein Leben eher genießen. Sorgen, Ängste und Nöte verlieren an Bedeutung und werden lösbar. Mit Hilfe von Entspannungsmethoden können Sie die Einheit von Körper, Geist und Seele herstellen und erleben.

Sind Körper und Seele im Einklang, verlieren mögliche Stresssituationen ihren Schrecken.

In der Entspannung nimmt der Mensch seinen Körper, seine Atmung, seine Gedanken und Gefühle bewusst wahr. Für das tägliche Leben gibt regelmäßige Entspannung Kraft und Energie. Das Immunsystem wird gestärkt.

Die körperlichen Vorgänge ...

... in der Entspannungsphase werden über das Nervensystem gesteuert. Der entspannte und ruhende Körper sendet vergleichsweise wenig Nervenimpulse an das Gehirn, welches seinerseits die Stoffwechselvorgänge von Aktivität und Anspannung auf Ruhe und Erholung umstellt. Überschüssige Stresshormone werden abgebaut, der Blutdruck gesenkt und die Herzfrequenz normalisiert.

Die Entspannungsreaktion dehnt sich nach und nach über den gesamten Organismus aus.

Die Umstellung der Stoffwechselvorgänge verstärkt die Entspannungsreaktion. Die gesamte Körpermuskulatur lockert sich, die Atmung wird harmonischer, und die Flut der Gedanken nimmt ab – Körper, Geist und Seele kommen zur Ruhe. Der Mensch fühlt sich, wie nach einer gut durchgeschlafenen Nacht, ausgeruht und erholt.

Regelmäßige Entspannung hilft Ihnen und Ihrem Kind, ruhiger und gelassener zu werden und auf äußere Anforderungen angemessener zu reagieren. In allen Lebensbereichen werden zudem die eigene Kreativität und Leistungsfähigkeit gesteigert. Wie wichtig Ruhe- und Entspannungsphasen für unser Leben sind, verdeutlicht folgende Geschichte:

Der Fahrradausflug

Stellen Sie sich vor, Sie fahren mit dem Fahrrad einen langen steilen Berg hinauf. Sie sind unsicher, ob Sie genügend Kraft und Ausdauer besitzen, um Ihr Tagesziel zu erreichen. Mit jedem Meter Höhe fühlen Sie immer mehr Anspannung und Stress in sich aufsteigen. Am Ende des Anstiegs angekommen müssen Sie feststellen, dass ein weiterer Berg vor Ihnen liegt. Sie haben aber keine Kraft und auch keine Zeit mehr, sich zu erholen. Sie brechen Ihren Fahrradausflug frustriert ab.

Diese Variante ist hingegen wesentlich entspannender: Nach dem anstrengenden Anstieg geht es bergab. Sie rollen mit dem Fahrrad sanft hinunter. Sie fühlen sich wohl und erholen sich von Ihrer anstrengenden Etappe. Für den Rest der Strecke planen Sie keine weitere Pause ein. Alles läuft prima, bis die Straße unerwartet uneben wird. Diese zusätzliche Belastung bremst Ihren Elan. Nach dem Holperweg spüren Sie, dass Ihnen eine Pause jetzt gut tun wird. Im grünen Gras sitzend genießen Sie die schöne Landschaft und vergessen darüber die nervige Fahrt über den Holperweg. Sie fahren ausgeruht weiter und weichen geistesgegenwärtig einem Nagel, der auf der Fahrbahn liegt, aus. Glücklich und zufrieden kehren Sie am Abend in Ihr Heim zurück. Dank der vielen kleinen Entspannungsphasen konnten Sie Ihren Fahrradausflug rundherum genießen.

Gefühle von Anspannung und Stress blockieren Ihre Leistungsfähigkeit.

Entspannungsarten – welche gibt es?

Viele unterschiedliche Entspannungstechniken können dem Menschen helfen, zur Ruhe zu kommen. Für welche Methode Sie sich entscheiden, ist abhängig von Ihrer Persönlichkeit.

Autogenes Training

Das Autogene Training wurde 1932 von dem Berliner Nervenarzt *J. H. Schultz* erstmals als konzentrative Selbstentspannung

Die körperliche Ent-
spannung in der
Hypnose war die
Grundlage für
die Entwicklung
des Autogenen
Trainings.

vorgestellt. Schultz entwickelte aus den Erfahrungen seiner Hypnosepatienten ein standardisiertes und strukturiertes Verfahren zur Entspannung. Später entstand in Ableitung vom griechischen *autos* (selbstständig) und *genere* (entstehen, erzeugen) der Begriff Autogenes Training.

Das Prinzip der konzentrativen Selbstentspannung

Die Entspannungsmethode wird im Sitzen oder im Liegen durchgeführt. Durch die Verwendung von Formeln wie: »Der rechte Arm ist schwer.« wird der Entspannungsprozess im Körper erzeugt. Das folgende Beispiel verdeutlicht Ihnen das Prinzip der konzentrativen Selbstentspannung.

Beispiel: Schließen Sie Ihre Augen. Stellen Sie sich vor, Sie würden in eine saftige, gelbe Zitrone beißen. Beobachten Sie jetzt Ihre Reaktion. Spürten Sie einen verstärkten Speichelfluss, oder hat sich lediglich Ihr Gesicht verzogen? Obwohl Sie nur in Ihrer Vorstellung den säuerlichen Geschmack und Geruch der Zitrone wahrgenommen haben, reagiert Ihr Nervensystem auf das säuerliche Aroma der Zitrone.

> Im Autogenen Training führt bereits die mentale Vorstellung von Entspannung zu einer Entspannungsreaktion des vegetativen Nervensystems.

In der Unterstufe des Autogenen Trainings werden neben den Formeln für die Schwere und die Wärme außerdem noch die Atmung, das Herz, die Bauchregion und der Kopf angesprochen. Das vegetative Nervensystem wechselt von Leistungsbereitschaft auf Erholung und Entspannung. Diese ganzheitliche Reaktion führt zur körperlichen und geistigen Ruhe.

Die Oberstufe des Autogenen Trainings bietet die Möglichkeit zur Meditation, Bildarbeit und Innenschau auf die eigene Persönlichkeit.

Einsatzmöglichkeiten
In der Medizin setzt man das Autogene Training ein, um vegetative und psychosomatische Erkrankungen wie beispielsweise Spannungskopfschmerzen, Schlafstörungen oder stressbedingte Erkrankungen zu therapieren. In der Psychotherapie wird das Autogene Training begleitend bei Ängsten, Suchtverhalten und Persönlichkeitsstörungen eingesetzt.

Als Hilfe zur Selbsthilfe können Sie das Autogene Training in Kursen oder Seminaren lernen. Künstler, Sportler und Politiker nutzen dieses Entspannungsverfahren, um kreativer, erfolgreicher und gelassener zu werden. Mütter, die an Kursen teilgenommen haben, berichteten, wie ihre Ruhe sich auch auf ihre Kinder übertrug. Das Autogene Training hilft, sich den Alarmreaktionen des Alltags zu entziehen, wodurch das körperliche wie auch geistige Wohlbefinden dauerhaft gestärkt wird.

Autogenes Training ist eine von vielen Berufsgruppen anerkannte und gern genutzte Entspannungstechnik.

Autogenes Training für Kinder
In Kinderkursen werden die Formeln des Autogenen Trainings in kindgerechte Fantasiegeschichten eingebaut. Durch diese Erinnerungsbilder gelingt es den Kindern später für sich alleine, die Umschaltung auf Ruhe und Entspannung zu erzeugen. Kinder reagieren nervös, unkonzentriert und aggressiv auf Überforderung. Bauchweh, Kopfweh oder auch Allergien werden oft durch Stress verschlimmert oder ausgelöst. Hier kann das Autogene Training helfen, sie gegen den Stress zu schützen. Autogenes Training ist bereits für Kinder ab dem Vorschulalter geeignet, mit zunehmendem Alter können Kinder die Möglichkeiten des Autogenen Trainings bewusster einsetzen.

Progressive Muskelentspannung

Zeitgleich mit dem Autogenen Training entwickelte der ameri-
kanische Physiologe *E. Jacobsen* in den 1930er Jahren das Entspannungsverfahren der Progressiven Muskelrelaxation – auch
Progressive Muskelentspannung genannt.

Das Prinzip der Progressiven Muskelentspannung
Verschiedene Muskelgruppen des Körpers werden der Reihe
nach im Wechsel aktiv angespannt und bewusst entspannt. Der
körperliche Entspannungszustand wird über die stufenweise
fortschreitende Muskelentspannung von Armen, Schultern,
Kopf, Rumpf und Beinen erreicht.

Durchführung

**Progressive Muskel-
entspannung
steigert das Körper-
bewusstsein und
kultiviert die
Muskelsinne.**

Die Progressive Muskelentspannung wird im Sitzen oder im
Liegen durchgeführt, wobei die einzelnen Muskelgruppen für
drei bis fünf Sekunden bewusst angespannt werden. Es folgt die
Entspannung des Muskels für 40 bis 60 Sekunden, die konzentriert wahrgenommen wird. Durch den Wechsel von sanfter Anspannung und bewusster Entspannung erfährt die Muskulatur
eine verstärkte Durchblutung, die Atemfrequenz nimmt ab und
Verspannungen lösen sich. Über das Nervensystem wird dann
die Entspannungsreaktion ausgelöst.

Überflüssige Anspannung raubt Energie
Nach nicht allzu langer Zeit ist es dem Geübten möglich,
unnötige Anspannung der Muskulatur zu vermeiden. Bei vielen
Tätigkeiten, die Sie ausführen, spannen Sie Muskelgruppen an,
die für die eigentliche Durchführung der Tätigkeit nicht notwendig sind. Beobachten Sie beim Lesen einmal Ihren Körper.
Welche Muskeln arbeiten gerade? Zum Lesen benötigen Sie nur

die Kraft Ihrer Hände und Arme, um das Buch zu halten. Die Muskeln in Beine, Bauch und Rücken könnten ganz entspannt und locker sein, denn außer der statischen Haltekraft haben sie in diesem Moment keine weiteren Aufgaben. Jeder Muskel, der überflüssigerweise angespannt wird, entzieht dem Körper Kraft und Energie.

Unnötige Anspannungen der Muskulatur lassen Sie schneller ermüden.

> Menschen, die unter Anspannung und Stress stehen, verspannen meist unwillkürlich ihre Muskulatur und verstärken somit die Stressreaktion. Die Progressive Muskelentspannung hilft, dieses Verhalten zu verändern.

Einsatzmöglichkeiten

Progressive Muskelentspannung wird von Ärzten und Therapeuten vorwiegend eingesetzt, um den Teufelskreis von Stress, Angst und Schmerz zu durchbrechen.

In speziellen Kursen wird Progressive Muskelentspannung zur Gesundheitsförderung angeboten. Die einzelnen Übungssitzungen sind mit fortschreitendem Aufbau wesentlich länger als im Autogenen Training. Die Übungsdauer verkürzt sich später dadurch, dass man sich die Anspannungs- und Entspannungsphasen der einzelnen Muskelgruppen lediglich noch gedanklich vorstellt.

Progressive Muskelentspannung für Kinder

In Kinderkursen werden die Übungen in Entspannungsgeschichten eingeflochten. Kinder finden es schwer, still liegen zu müssen, daher ist ihnen diese aktive Form der Entspannung meist angenehmer. Am Ende der Geschichten erleben die Kinder ihren Körper in Ruhe und Entspannung – der Körper ist angenehm warm und schwer, und das Bedürfnis, sich zu bewegen, ist dann verschwindend gering. Nach und nach lernen sie, diese Methode auch eigenständig durchzuführen. Besonders Kinder, die unter Prüfungsstress oder großen Ängsten leiden, sprechen sehr gut auf diese Art der Entspannung an. Als Einstieg in die Entspannung ist die Progressive Muskelentspannung ebenso für sehr aktive und unruhige Kinder geeignet.

Yoga

Yoga spricht Körper, Geist und Seele an.

Das Wort *Yoga* bedeutet Harmonie, Einheit. Yoga ist ein Übungssystem, das in den letzten 2000 bis 4000 Jahren in Indien entstand. Auch in unseren Kulturkreisen ist Yoga stetig populärer geworden. Man unterscheidet verschiedene Lehren oder Richtungen:

• Das körperorientierte *Hatha Yoga* ist im Westen sehr verbreitet und beinhaltet Tiefenentspannungstechniken. Im Hatha Yoga werden durch bestimmte Übungsfolgen die Muskeln gedehnt und entspannt.

• Das *Kundalini Yoga* aktiviert die Energiezentren und Bahnen des Körpers, wobei die so genannten Chakren und Nadis durch besondere Bewegungen und Atemtechniken harmonisiert und energetisch aufgeladen werden.

• In anderen Formen überwiegen die *meditativen Aspekte*. In der Entspannung werden Wege der Selbsterkenntnis, der Liebe und Hingabe zu Gott und des Seins an sich betrachtet. Die höchste Form des Yogas ist die Vereinigung mit Gott und dem kosmischen Bewusstsein.

Das Prinzip des Yoga

Auch wenn Ihnen die Weltanschauung oder die Philosophie des Yogas nicht unbedingt zusagt, sollten Sie sich dieser Übungsmethode nicht verschließen. Wissenschaftliche Studien konnten die gesundheitsfördernde Wirkung von Yoga nachweisen. Yoga bietet dem Übenden eine hervorragende Möglichkeit, Stress abzuschütteln und dabei gleichzeitig die Beweglichkeit des Körpers zu erhöhen.

Hinsichtlich der Entspannung geht Yoga den Weg von außen nach innen. Über spezielle Bewegungs- und Atmungsübungen entsteht ein neues, besseres Körperbewusstsein. Der Körper wird beweglicher und verstärkt mit Sauerstoff versorgt. Körperliche Beschwerden, die durch Stress und Anspannung entstanden sind, werden somit gelindert. Ein entspannter Mensch sieht sich und die Welt anders. Auf diesem Weg kann die Philosophie des Yogas, das Erreichen einer veränderten Körper- und Geisteshaltung, ein Wegbegleiter sein.

Yoga für Kinder

Im Yoga für Kinder wird deren Freude an der Bewegung genutzt. Die auf sie abgestimmten Übungen besitzen Namen aus der Natur: Es gibt den Baum, das Krokodil und den Löwen. Alle Bewegungsabläufe schulen die Funktionen des Körpers und des Gleichgewichts. Die Kinder lernen durch Yoga ihren Körper besser kennen und gelangen auf diesem Weg zur innerlichen Ruhe. Zusätzlich wird während der Übungen die Atmung aufmerksam beobachtet – die Kinder atmen freier und entspannter. Yogaübungen können ab dem Kindergartenalter angeboten werden. Je älter die Kinder werden, desto mehr Möglichkeiten und Variationen bietet das Yoga.

In Kursen oder Seminaren wird häufig so genanntes ganzheitliches Yoga angeboten. Hier kombiniert man die effektivsten Übungen aus verschiedenen Yogaformen miteinander.

Meditation

In den östlichen Religionen ist das Meditieren weit verbreitet und anerkannt. Um Körper, Geist und Seele durch Meditation als Einheit zu erleben, ist allerdings vergleichsweise viel Erfahrung und Übung notwendig.

Das Prinzip der Meditation

In der Meditation kann die eigene Macht über das Denken und Fühlen innerlich erlebt werden.

Meditation bedeutet, sich mit seinen Gedanken ganz und einzig auf eine Sache zu konzentrieren. Dies kann ein Mantra, der eigene Atemrhythmus oder die intensive Betrachtung einer Sache sein. Wer meditiert, sollte ohne Ehrgeiz und ohne Ziel – aber ganz bei einer Sache sein. Viele Entspannungsverfahren arbeiten mit solch meditativen Aspekten. Im Yoga wird beispielsweise bewusst die Bewegung erlebt, im Autogenen Training und in der Progressiven Muskelentspannung die bewusste Wahrnehmung auf einzelne Körperteile gerichtet.

Die Voraussetzung für Meditation ist körperliche Ruhe. Menschen mit seelischen Problemen und Stresssymptomen müssen über andere Entspannungstechniken erst an die Meditation herangeführt werden. Der Zugang wird durch geführte Entspannungsübungen erleichtert. Meditationsübungen wirken in entspannter und ruhiger Atmosphäre gesundheitsfördernd und stressbedingten Erkrankungen entgegen, denn in der körperlichen und geistigen Ruhe setzen die zuvor beschriebenen Entspannungsreaktionen des Organismus ein.

Meditation für Kinder

Kinder stehen der Meditation fast immer offen gegenüber. Ihnen gelingt es relativ leicht abzuschalten. Im Gegensatz zu den meisten Erwachsenen können sie über die Meditation in die Entspannung geführt werden.

Eine beliebte Meditationsform für Kinder ist die Kerzenmeditation, bei der für längere Zeit in die Flamme einer Kerze geschaut wird. Die Kinder betrachten Form und Farbe der Kerzenflamme und blenden auf diese Weise alle anderen Gedanken aus. Im Anschluss an eine Meditation sind sie gegenüber sich selbst, aber auch anderen, achtsamer. Sie reagieren gelassener und ruhiger auf ihre Mitmenschen. Meditation fördert bei Kindern und Erwachsenen das Vertrauen in die eigenen Stärken und in die Welt.

Visualisieren

Ähnlich wie die Meditation zählt auch die Visualisierung zu den weiterführenden Techniken unter den Entspannungsmethoden. Visualisieren oder Imagination bedeutet nichts anderes als das Denken in Bildern.

Das Prinzip der Visualisierung

In der Entspannung verdeutlichen Vorstellungsbilder eigene Gefühle, Gedanken und Ziele, wobei die Bilder eine Verbindung zwischen dem Unterbewusstsein und dem Bewusstsein eines Menschen herstellen. Die Vorstellungskraft kann die eigenen Gefühle verändern. Erinnert man sich beispielsweise intensiv an eine traurige Situation, so wird man die Trauer auch innerlich fühlen. Anderseits kann man Jahre später noch über komische Anekdoten lachen. Es besteht also die Möglichkeit, die Zukunft positiv oder negativ zu betrachten. Positive Gedanken unterstützen den Menschen bei der Bewältigung von Problemen, Krankheiten und Lebenszielen.

Visualisieren setzt eine entspannte Grundhaltung voraus, die wiederum über Entspannungstechniken erreicht werden kann.

Einsatzmöglichkeiten

Die Medizin nutzt die Visualisierung, um den Heilungsprozess zu fördern. Bei einer solchen Therapie stellt sich der erkrankte

Mensch die Wirkung seiner Medikamente im Körper bildhaft vor. Auch bei stressbedingten Erkrankungen werden über die Bildarbeit Botschaften an das Unterbewusstsein gesendet, die Stresssymptome auf diese Art reduzieren, und die Ursachen des Stresses können erkannt und abgebaut werden.

Denken in Bildern für Kinder

Kinder besitzen noch die natürliche Gabe der Fantasie.

In Entspannungsgeschichten und Fantasiereisen wird die Fähigkeit von Kindern genutzt, in Bildern zu denken. Die Geschichten helfen dem Kind, Dinge über sich und die eigene Innenwelt zu erfahren. Durch Fantasiereisen können Kinder – aber auch Erwachsene – abschalten und zur Ruhe kommen.

Atemübungen

Jede Entspannungsart bezieht die Atmung mit ein: Im Yoga verstärken bestimmte Atemtechniken die Wirkungen der Übungen und aktivieren Energien im Körper. Im Autogenen Training und in der Progressiven Muskelentspannung wird die Atmung als selbst laufender Prozess bewusst wahrgenommen. Die Konzentration auf die Atmung verstärkt den Entspannungseffekt.

Stress stört den natürlichen Wechsel von Anspannung beim Einatmen und Entspannung beim Ausatmen. Vor Schreck hält der Mensch die Luft an, bei Ärger atmet er besonders angespannt und tief ein. Ängstliche Menschen neigen dazu, ganz flach, lediglich mit Hilfe der Brustmuskulatur zu atmen. Wird die Atmung dagegen bewusst wahrgenommen, kann man bei belastenden Situationen den Atemrhythmus positiv beeinflussen und eine Entspannung herbeiführen.

Die richtige Atemtechnik

Eine gesunde Atmung ist lebensnotwendig, und doch atmet die Hälfte der erwachsenen Bevölkerung in den westlichen Industriestaaten falsch. Die Atmung ist nicht tief genug, oder die Atemtechnik falsch. Die *Bauch- oder Zwerchfellatmung* ist die gesunde, richtige Atmung: Beim Einatmen senkt sich das Zwerchfell, die Bauchdecke hebt sich, der Brustkorb kann sich dehnen, und die Lungen füllen sich mit frischer Luft. Beim Ausatmen entspannen sich das Zwerchfell und die Muskulatur im Brustbereich, und die Luft wird wieder aus den Lungen hinausgedrückt.

Einsatzmöglichkeiten

Die gezielte Bauchatmung wirkt über den Solaris-Plexus – den großen Nervenknotenpunkt im Oberbauch – Stressreaktionen entgegen. Atemübungen werden zum Beispiel therapeutisch eingesetzt, um Ängste, Schmerzen und Probleme zu veratmen. Entspanntes Atmen hilft also gegen zu starken Stresseinfluss.

Atemübungen für Kinder

Grundsätzlich gibt es keine speziellen Atemübungen für Kinder, mehr Spaß und Freude machen solche Übungen aber natürlich wenn sie in kindgerechten Geschichten verpackt werden. Kinder lernen durch gezieltes Atmen, besser mit ihren Ängsten und Aggressionen umzugehen. Zwei bis drei bewusste Atemzüge in den Bauch helfen, innerlichen Abstand zur Situation zu gewinnen, an die dann mit mehr Bedacht herangegangen werden kann. Über die Atmung erhält Ihr Kind einen leichteren Zugang zur Entspannung und zu seinem Körper. Den eigenen Atemrhythmus kontrollieren zu können, schützt erfolgreich vor Stresseinwirkungen.

In den folgenden Kapiteln ist die richtige Atemtechnik, nämlich die Bauchatmung, immer wichtiger Bestandteil der Entspannungsübungen.

Sport

Entspannung geschieht im Sport durch Bewegung.

Viele Menschen treiben Sport und fühlen sich danach wohler sowie ausgeglichener. Durch die Bewegung wird die Muskulatur durchblutet, und Verspannungen können sich lösen. Überschüssige Stresshormone werden abgebaut, der Kreislauf und die Muskulatur gestärkt. Während der sportlichen Betätigung befindet der Körper sich jedoch nicht in einer Entspannungs- oder Ruhephase. Der Erholungsprozess für Körper, Geist und Seele findet erst am Ende der Aktivität meist unbewusst statt.

Bewegung bereitet Kinder auf Entspannung vor

Sport zählt nicht unbedingt zu den klassischen Entspannungsmethoden. Dabei ist ausreichende, körperliche Bewegung auch bei Kindern wichtig.

Gehört Ihr Kind zu den glücklichen Kindern, die ihren Schulweg zu Fuß gehen können? So hat es auf dem Weg Zeit, sich auf den Tag in der Schule vorzubereiten beziehungsweise kann auf dem Heimweg den Schulalltag hinter sich lassen. Solche Kinder kommen entspannter und ausgeglichener zu Hause an. Was aber, wenn das Kind mit dem Auto zur Schule gefahren wird? Dann bieten ihm maximal die Pausen Möglichkeiten sich zu bewegen. In diesem Fall direkt nach der Schule Entspannungsübungen durchführen zu wollen, ist für solch ein Kind das völlig Falsche. Der kindliche Bewegungsdrang muss zunächst ausgelebt und befriedigt werden. Nur wenn Ihr Kind das gute Gefühl von körperlicher Anspannung kennt, kann es die Entspannung überhaupt wahrnehmen und genießen.

Kinder und Entspannung

Kinder, die eigentlich eine natürliche Fähigkeit zur Entspannung besitzen, werden durch viele Abläufe und Ereignisse in unserer modernen Zeit oft von der Entspannung abgehalten. Eltern können helfen, diese natürlichen Fähigkeiten zu erhalten oder wieder zu wecken und zu fördern.

Ruhe und Entspannung – ein natürliches Bedürfnis

Der gesunde Schlaf ist für Kinder die einfachste Art zu entspannen.

Kinder verlieren durch ständige Anforderungen von außen ihre Fähigkeit, spontan abzuschalten. Genau wie die meisten Säugetiere können Babys noch ad hoc entspannen. Gerade eben noch putzmunter und in der nächsten Sekunde sind die Kleinen eingeschlafen. Meine kleine Nichte schlief mit knapp einem Jahr in einem Einkaufswagen ein. Der Sitz des Einkaufswagens war bestimmt nicht bequem, und im Supermarkt war es laut und trubelig. Trotzdem schaltete sie einfach ab. Kleine Kinder besitzen es noch – das natürliche Bedürfnis nach Ruhe und Schlaf. Instinktiv schützen sie sich dadurch vor der Flut äußerer Reize. Diese Fähigkeit zur spontanen Entspannung sollte man sich bis ins hohe Lebensalter erhalten.

Entspannung fördert die Entwicklung

Ein gesundes Maß an Reizen und Anforderungen ist für die geistige, seelische und körperliche Entwicklung von Kindern notwendig. Durch ausreichende Ruhe- und Entspannungsphasen entdecken Kinder ihre Fähigkeiten und Talente viel leichter. Sie als Eltern geben den Raum und den Rahmen für den notwendigen Wechsel zwischen aktiven und passiven Phasen vor. Ein geregelter Tagesablauf sowie Rituale geben Ihrem Kind Sicherheit und Geborgenheit beim Großwerden. Wird Ihr Kind aktiver und unabhängiger, setzen Sie Ruhe und Entspannung spielerisch ein. Zwei- bis dreijährige Kinder sollten durchaus von Zeit zu Zeit laut sein dürfen, aber ebenso können sie anschließend auch leise sein.

Stellen Sie die Fähigkeit Ihres Kindes zur Ruhe nicht in Frage. Helfen Sie ihm, dieses menschliche Grundbedürfnis nach Ruhe wahrnehmen zu können.

Motivieren Sie Ihr Kind – setzen Sie es aber nicht unter Druck
Die gemeinsamen Entspannungsübungen sind für Sie und Ihr
Kind vielleicht ungewöhnlich. Erklären Sie Ihrem älteren Kind,
warum Sie jetzt damit anfangen. Vermitteln Sie ihm Freude an
den Übungen. Trotz aller guten Vorsätze ist es nicht immer
leicht, die Kinder zur Teilnahme zu motivieren. Nutzen Sie zu
Beginn Zeiten, in denen Ihrem Kind langweilig ist oder Sie gemeinsam etwas unternommen hätten. Motivieren Sie es, für sich
selbst etwas zu tun, damit es sich besser fühlt. Laden Sie Ihr
Kind ein, mit Ihnen oder auch für sich alleine eine neue Erfahrung zu machen.

Stecken Sie Ihre
Ziele am Anfang
nicht zu hoch, denn
aller Anfang ist
schwer.

> Vertrauen Sie darauf, dass Sie das Richtige für Ihr Kind tun.
> Aus persönlicher Erfahrung wissen Sie bestimmt, dass Sie
> mit Ihren Ideen und Vorstellungen immer dann am erfolg-
> reichsten sind, wenn Sie sich selber sicher sind, das Richtige
> zu tun.
> *Tipp:* Vielleicht hilft es Ihnen, die eine oder andere Übung
> vorher auszuprobieren. Keine Erfahrung ist so wertvoll wie
> die, die man selbst macht!

Die Dauer der einzelnen Übungen ist stets abhängig vom Alter
Ihres Kindes. Grundsätzlich gilt: je jünger die Kinder, desto kür-
zer sind die Übungen. Nicht immer reicht schon beim ersten
Mal die Konzentration des Kindes aus, um die Übung auch zu
beenden. Setzen Sie aber bitte weder sich noch Ihr Kind unter
Druck – es geht ja gerade darum, keinen Stress zu haben!
Genießen Sie gemeinsam mit Ihrem Kind die Stille und Ruhe –
selbst wenn es nur für einen kurzen Augenblick ist. Lassen Sie
ihm den Freiraum, sich in die neue Situation schrittweise einzu-
finden.

Welche Voraussetzungen sollten Eltern für die Entspannung schaffen?

Als Eltern können Sie den Erfolg der Entspannungsübungen dadurch erhöhen, dass Sie eine positive und entspannungsfreundliche Atmosphäre für die Dauer der Übungen schaffen. Darüber hinaus können Sie aber auch ganz allgemein eine ruhige und ausgeglichene Stimmung in Ihrem Lebensumfeld umsetzen. Dieses kommt nicht nur Ihrem Kind, sondern auch Ihnen selbst zugute. Beginnen Sie im Kinderzimmer.

Schaffen Sie eine ruhige Grundstimmung im Kinderzimmer

Sollte zufällig gerade die nächste Renovierung des Kinderzimmers anstehen, können Sie vielleicht einen der folgenden Vorschläge gleich umsetzen.

Wandfarbe und Bilder

Die Gestaltung eines Kinderzimmers sollte sich nicht nur an der Mode, sondern auch an Erkenntnissen der praktischen Psychologie orientieren.

Beginnen Sie mit der Farbe der Wände. Wählen Sie eher ein warmes Gelb oder ein beruhigendes Aprikot statt ein Orange oder Pink. Grün eignet sich besser als blau, weil es freundlicher und wärmer wirkt. Kinder, die sich leicht ablenken lassen, sind mit bunten Tapeten nicht gut bedient.

Wenn möglich – was erfahrungsgemäß nicht einfach ist – sollten Sie Ihrem Nachwuchs eher zu zwei oder maximal drei Bildern raten als zu unzähligen Postern quer über alle Wände verteilt. Sind Poster unvermeidbar, achten Sie zumindest darauf, dass sie relativ gerade und auf einheitlicher Höhe an der Wand hängen, das bedeutet, die oberen Abschlusskanten der Poster bilden eine parallele Linie zur Decke. Über dem Schreibtisch macht sich am besten eine persönliche Collage, ein großes Mandala oder einfach eine freie Fläche. Weder Stundenplan noch bunt bespickte Pinnwand sollten bei den Hausaufgaben direkt ins Auge fallen.

Vorhang oder Rollo

Achten Sie darauf, dass sich die Fenster verdunkeln lassen. Es muss nicht unbedingt gleich stockdunkel werden, doch manche Menschen haben Schwierigkeiten, sich bei hellem Tageslicht vollständig zu entspannen. Hier leistet ein Stoffrollo oder ein leichter Vorhang gute Dienste.

Liegefläche

Viele Kinderzimmer sind sehr klein, Eltern greifen daher verständlicherweise oft zu Klapp- oder Hochbetten. Stellen Sie trotzdem Ihrem Kind auch tagsüber eine Liegefläche zur Verfügung. Bieten Sie als »Notentspannungsliege« zumindest eine Gymnastikmatte an, die sich schnell aus- und wieder einrollen lässt.

Optimal wäre – wann immer der Platz es erlaubt – eine Hängematte. Hängematten sind schon von sich aus entspannend, durch das sanfte Schaukeln kommt das Kind fast automatisch zur Ruhe. Besonders Kinder, die anfangs nicht viel von Entspannung halten, werden der Einladung, die von einer Hängematte ausgeht, selten widerstehen können. Der Handel bietet übrigens auch speziell Hängematten für Babys und Kleinkinder an. Die Investition lohnt sich in jedem Fall.

Musik zum Entspannen

In den meisten Kinder- oder Jugendzimmern finden sich Hörspiele oder Musik-CDs. Nehmen Sie als Eltern ein wenig Einfluss auf das Angebot, und stellen Sie Entspannungsmusik und Traumreisen dazu. Viele Kinder nehmen das Angebot dankbar an, wenn es ihnen nicht aufgedrängt wird. Vielleicht ergibt sich die Gelegenheit, dass Sie Ihrem Kind einen Besuch in seinem Zimmer abstatten. Wenn Sie gemeinsam bei einer Tasse Tee Entspannungsmusik hören, begreift es sein Zimmer auch als einen Raum, der der Ruhe und Entspannung dienen kann.

Eine kostengünstige Schaukel-Alternative für die ganz Kleinen: Bringen Sie die beiden Aufhängevorrichtungen einer normalen Standardhängematte nur etwa 50 bis 70 Zentimeter auseinander an. Dadurch wird die Liegefläche zu einer Art Beutel, in den Sie das kleine Kind hineinlegen können.

> Nehmen Sie niemals Veränderungen im Kinderzimmer vor, wenn Ihr Kind abwesend oder damit nicht einverstanden ist. Ruhe und Entspannung können ausschließlich in einer Stimmung der Sicherheit aufgebaut werden. Kann Ihr Kind hingegen nicht sicher sein, was in seinem Zimmer etwa durch andere geschieht, wird es ihm schwer fallen, sich in seinem »eigenen« Reich auszuruhen.

Der beste Ort, Entspannung zu lernen

Damit sind wir bei der Atmosphäre angelangt, in der Entspannungsübungen am besten gelingen. Ein Kind, das Methoden und Möglichkeiten zur Entspannung erlernt, benötigt dafür eine ähnlich positive Lernatmosphäre wie beim Erlernen einer Fremdsprache oder mathematischer Formeln. Eltern kommt in diesem Prozess die Aufgabe zu, ihren Kindern dabei zu helfen, diese Atmosphäre zu gestalten.

Eine angenehme, geschützte Atmosphäre ist die Basis für den Erfolg von Entspannungsübungen.

Überlegen Sie mit Ihrem Kind gemeinsam, wo solche Übungen stattfinden könnten. Wenn Sie das Wohnzimmer wählen, besteht die Gefahr, dass Entspannung für Ihr Kind immer dann nicht möglich ist, wenn Gäste im Haus sind oder andere Familienmitglieder das Wohnzimmer zum Beispiel zum Fernsehen nutzen möchten. Finden Sie einen Ort, an dem Entspannung immer möglich ist, die Übungen werden leichter fallen, da sich Rituale entwickeln können, die wie Schlüsselreize wirken.

Suchen Sie folglich einen Ort aus, der den ganzen Tag – auch am Abend – zur Entspannung zur Verfügung steht. In den meisten Familien wird das das Kinderzimmer oder das Elternschlafzimmer sein. Sorgen Sie für eine angenehme Beleuchtung. Eine Kerze und vielleicht auch eine Duftlampe sorgen für eine angenehme Atmosphäre, denken Sie ebenfalls an eine Möglichkeit,

Entspannungsmedien zu hören. Auch die Übungsprotokolle finden hier ihren Platz, damit sie direkt nach der Übung zur Hand sind und nicht gesucht werden müssen. Um bei Übungen zur Tiefenentspannung Wärme zu garantieren, sollten außerdem eine Wolldecke und ein Paar warme Socken bereit liegen.

Bitte nicht stören!

Ist der optimale Ort gefunden, besprechen Sie mit der ganzen Familie, wie Sie ihn schützen werden. Basteln Sie ein Schild, auf das Sie etwas wie: »Entspannungszeit, bitte nicht stören!« schreiben. Hängt dieses Schild an der Türklinke, sollten die anderen dieses respektieren, Abstand halten und Störungen vermeiden. Ausschließlich Notfälle berechtigen zur Unterbrechung der Entspannungszeit. Machen Sie Ihrer Familie deutlich, dass ein Anruf der Oma oder einer Schulfreundin kein Notfall ist! Ein Vertreter vor der Haustür oder die Suche nach einer Tintenpatrone zählen ebenso nicht dazu.

Schützen Sie Raum und Zeit für Entspannung.

Wenn Sie derart Vorsorge treffen und etwa eine halbe Stunde vor der eigentlichen Entspannungszeit ankündigen, dass Sie eine Auszeit nehmen werden, können sich alle darauf einstellen, und es dürfte keine Probleme geben. Verabreden Sie sich zudem mit dem Kind, mit dem Sie üben möchten, rechtzeitig. Es soll sich nicht gegängelt oder gar bevormundet fühlen.

Entspannte Eltern – entspannte Kinder

Die in diesem Buch vorgestellten Übungen sollen Kindern helfen, schrittweise Entspannung für sich selbst zu erlernen – und das ist nur in einer ruhigen und unverkrampften Umgebung gesichert. Eltern, die einen nervösen Einfluss auf ihr Kind ausüben, werden es kaum zur inneren Ruhe führen können. Wer selbst Schwierigkeiten mit der Entspannung hat, sollte sich unter Umständen erst einmal um eine Entspannungstechnik für sich selbst bemühen, bevor man andere mit dem Thema konfrontiert. Vielen hilft es bereits, die Übungen aus diesem Buch an und mit sich selbst durchzuführen. So können sie selbst zur Ruhe kommen und gleichzeitig nachfühlen, was ihr Kind während der Übungen erlebt.

Nehmen Sie sich Zeit!

Betrachten Sie die Übungszeit mit Ihrem Kind als gemeinsamen Genuss. Es sollte nie das Gefühl haben, mal eben schnell eine Pflicht zu erfüllen. Achten Sie darauf, dass nicht in zu engen zeitlichen Rahmen geübt wird. In aller Eile noch eine Entspannungsübung vor dem Abendessen, ist ein Widerspruch in sich – so entsteht eher Stress als Entlastung. Speziell wenn der Familienalltag etwas anstrengender wird, weil Familienfeste anstehen, die Ehe kriselt oder schlechte Zeugnisse ins Haus geflattert sind, ist für Entspannung kaum Zeit. Doch dann ist die Entspannung besonders notwendig. Wir haben daher einige Übungen für den Notfall zusammengestellt. In ihnen erfährt Ihr Kind zwar keine Tiefenentspannung, es kann aber zumindest innehalten und zur Ruhe kommen.

Möchten Sie mit mehreren Kindern üben, können Sie die meisten Übungen mit allen gemeinsam durchführen. Lassen Sie die Kinder reihum die Übungen aussuchen. Für Babys und Kleinkinder ist eine Gruppenentspannung noch nicht geeignet.

Vermeiden Sie bitte unbedingt, die älteren Geschwister für das Üben der Jüngeren verantwortlich zu machen. In Sachen Entspannung kann es für Ihr Kind nur zwei kompetente Personengruppen geben:

Die eine sind die Eltern, weil sie ganz nah am Kind und allem, was es bewegt, leben. Die andere Gruppe sind ausgebildete Fachkräfte, weil sie ihr Handwerk gründlich erlernt haben. Entspannung ist kein Spaziergang, sondern erfordert Mühe, Konsequenz und Selbstdisziplin. Dafür haben entspannte Menschen allerdings auch eine wesentlich höhere Lebensqualität als gestresste Zeitgenossen.

Vorschlag für ein Übungsprotokoll

Ein Übungsprotokoll ist nicht zwingend erforderlich, um mit diesem Buch zu arbeiten. Es hilft allerdings, Ergebnisse zu beobachten und empfiehlt sich vor allem dann, wenn Sie längerfristig mit Ihrem Kind an der Entspannung arbeiten möchten. Außerdem unterstreicht ein solches Protokoll die Wichtigkeit der Entspannung, und Eltern wie auch Kinder können an Hand des Protokolls Fortschritte erkennen.

Kaufen Sie sich ein unliniertes DIN-A4-Heft, oder heften Sie entsprechend weiße Blätter in einem Ordner ab. Pro Übung nutzen Sie ein eigenes Blatt, das Sie waagerecht in drei gleiche »Spalten« einteilen. In jede Spalte notieren Sie die folgenden Informationen:

- Art beziehungsweise Name der Übung
- Datum und Uhrzeit der Übung
- Situation
- Stimmung vorher
- Stimmung nachher

Arbeiten Sie mit mehreren Kindern in diesem Buch, nutzen Sie bitte für jedes Kind ein eigenes Protokollblatt. Besprechen Sie grundsätzlich alle Einträge mit Ihrem Kind, schließlich weiß es selbst am besten, in welcher Situation es sich befindet und wie seine Stimmung ist.

Die Stimmung können Sie am einfachsten festhalten, indem Sie einen lächelnden, einen neutralen oder einen schmollenden Smiley zeichnen lassen.

Ein Übungsprotokoll bietet einen guten Überblick über den Erfolg und verleiht dem Üben zudem etwas mehr Wichtigkeit.

So könnte ein Eintrag aussehen

Übung 1

Datum und Uhrzeit:	23.5.04, 17.00 Uhr
Situation:	Ärger mit dem besten Freund gehabt, Vokabeltest am nächsten Tag
Stimmung vorher:	schmollender Smiley
Stimmung nachher:	neutraler Smiley

Übung 1

Der nächste Durchlauf dieser Übung wird in die mittlere Spalte geschrieben.

Datum und Uhrzeit:	25.5.04, 19.00 Uhr
Situation:	Keine Besonderheiten
Stimmung vorher:	neutraler Smiley
Stimmung nachher:	lächelnder Smiley

Übung 1

In die letzte Spalte schreiben Sie die Ergebnisse des dritten Versuchs.

Datum und Uhrzeit:	26.5.04, 14.00 Uhr
Situation:	Bisher keine Besonderheiten, wichtiges Tennismatch am Nachmittag
Stimmung vorher:	neutraler Smiley
Stimmung nachher:	lächelnder Smiley

Übungen wiederholen

Die Wiederholungen der Übungen sind wichtig, um herauszufinden, ob der Erfolg vielleicht davon abhängt, zu welcher Tageszeit oder an welchem Wochentag die Übung durchgeführt wurde. Außerdem werden mit jeder Wiederholung die Fähigkeiten zur Entspannung wachsen und vormals schwierige Übungen vielleicht nach dem dritten Mal als leicht und angenehm empfunden.

Das Beispiel links zeigt, dass die betreffende Übung offensichtlich dazu geeignet ist, die Stimmung des Kindes zu heben. Vor hohen Anforderungen wie etwa einer Klassenarbeit sollten auf jeden Fall die Lieblingsübungen des Betreffenden zum Einsatz kommen. Welche das sind, werden Sie schnell an den Reaktionen Ihres Kindes erkennen.

Tipp: Geben Sie den Wünschen des Kindes nach, wenn es die Reihenfolge der Übungen verändern möchte oder eine bestimmte Übung wünscht. Kinder wissen meist sehr genau, was gut für sie ist.

Altersgemäße Entwicklung und Entspannung

Um zu erkennen, ob das eigene Kind unruhig oder nur auf ganz gesunde Weise vital und agil ist, beziehungsweise Entspannungsübungen dringend erforderlich sind, sollten Eltern wissen, welche alterstypischen Entwicklungsschritte zum fraglichen Zeitpunkt vom Kind vollzogen werden müssen.

Ein normales und gesundes Kind kann den Eltern unruhig oder gestört vorkommen, wenn ihre Erwartungen nicht erfüllt werden.

Kinderlärm auf der Straße gilt heutzutage eher als Ausnahme. Doch ist Ihr Kind, weil es auf der Straße lärmt und tobt deshalb gleich ein unruhiges Kind? Zu Beginn des 20. Jahrhunderts war ein Kind, dass seine Meinung unaufgefordert mitgeteilt hat, ein schlecht erzogenes Kind. Heute ist es ein wichtiges Erziehungsziel, seine Kinder zu freien Meinungsäußerungen zu motivieren. Eltern stehen immer wieder vor solch Fragen wie: »Ist mein Kind normal oder stimmt etwas mit ihm nicht?«, »Zeigt mein Kind gesunde Lebensfreude, oder habe ich einen Zappelphilip im Haus?«. Das Wissen darum, welche Lernschritte und Entwicklungsphasen das Kind gerade durchläuft, erleichtert die Antworten auf diese Fragen. Schließlich ist die gesamte Kind-

heit eine Zeit der Anpassung. Erinnern Sie sich an den ersten
Teil dieses Buches – immer, wenn die Anpassung nicht erfolgreich bewältigt werden kann, kann es zu Stress kommen.

Kritik gegenüber den Erwachsenen gehört zur Entwicklung vom Kind zum Erwachsenen-Dasein. Entspannung hilft, diese Zeit zu meistern.

Kinder passen sich allerdings nicht nur an ruhige, wohlerzogene
Verhaltensregeln an. Sie lernen auch, Widerstand zu leisten, sich
zu behaupten und aufmüpfig zu sein. So gehört zum Beispiel
zur Neun-Jahres-Krise und zur Vorpubertät eine gewisse Art
von Unruhe, damit der Weg zum Erwachsenen-Dasein gemeis-
tert werden und gut verlaufen kann. Auch in diesen Stadien ist
Entspannung sinnvoll und gut für Ihr Kind, doch wird es dadurch nicht plötzlich weniger kritisch Ihnen gegenüber sein.
Vielmehr hilft die innere Ruhe ihm, aber auch Ihnen, die
Krisenzeiten selbstsicher zu überstehen.

Lesen Sie in den folgenden Kapiteln, welche Schritte Ihr Kind
unternimmt, um erwachsen zu werden. Erkennen Sie die
Notwendigkeit sich entspannen zu können, und lernen Sie die
Ergebnisse der Übungen richtig zu bewerten.

Entspannung für Babys und Kleinkinder

Entspannte Babys sind ruhiger, ausgeglichener und haben bessere Voraussetzungen für ihre körperliche und geistige Entwicklung. Auch die Eltern erleben Vorteile, wenn sie Entspannungsübungen mit dem Baby durchführen. Sie lernen ihr Kind besser kennen und können den intensiven Kontakt mit dem Kind uneingeschränkt genießen.

Das Leben beginnt bereits vor der Geburt

Das Ungeborene bildet Teile seiner späteren Wahrnehmung schon im Mutterleib aus. Es kann hören und reagiert auf Lichtreize, sogar Geschmacksveränderungen im Fruchtwasser bemerkt es. In verschiedenen Experimenten wurde nachgewiesen, dass sogar schon eine eingeschränkte Lernfähigkeit vorhanden ist.

Körperliche und emotionale Entwicklung im Mutterleib

Schon im Mutterleib kann ein Mensch mehr, als wir vermuten würden.

Das ungeborene Kind muss einiges leisten, bevor es auf die Welt kommt. Zwar geht es überwiegend um die körperliche Entwicklung, die regelmäßig von Medizinern kontrolliert wird, doch auch die emotionale Entwicklung beginnt bereits während der Schwangerschaft selbst.

Schwangere, die unter einer psychischen Dauerbelastung stehen, übertragen einen Teil ihres Stresses und ihrer Angstgefühle auf das Kind. Durch Partnerprobleme, Existenzängste und Arbeitsüberlastung schüttet die Frau Hormone aus, die ab der 28. Schwangerschaftswoche durch die Plazenta auch bis zum Kind gelangen und sein Wohlbefinden beeinträchtigen. In dieser Lebensphase entwickelt das Ungeborene jedoch lebenswichtige Grundfunktionen. Um diesen Schritt erfolgreich zu bewältigen, braucht es Ruhe und vor allem das Gefühl von Sicherheit.

Aktive Entspannung der Eltern fördert die Entwicklung

Für werdende Eltern ist es daher ratsam, aktive Entspannung zu betreiben. Indirekt beruhigen sie damit das Kind und erleichtern ihm dadurch seine Entwicklung. Denn alles, was die werdende Mutter in der Schwangerschaft erlebt und unternimmt, teilt sie mit ihrem Kind. Es ist bereits voll und ganz dabei, und weder negative noch positive Erlebnisse der Mutter bleiben ihm verborgen.

Leider neigen viele junge Eltern dazu, kurz vor der Geburt noch Unternehmungen zu starten, die letztendlich nichts anderes als Stress bedeuten: Noch schnell ein Haus kaufen, noch schnell einen Karrieresprung wagen, damit das Kind in eine ruhige und sorgenfreie Welt hineingeboren wird. Dies geschieht zwar mit den besten Absichten, doch übersehen die Eltern dabei, dass das Baby vor der Geburt genauso unter Stress leiden kann wie nach der Geburt.

Doch es gibt so genannte Sachzwänge, denen sich auch werdende Eltern nicht entziehen können. Die Umwelt nimmt selten Rücksicht auf die Bedürfnisse ungeborener Kinder. Wenn sich Stress also nicht vermeiden lässt, sollte die werdende Mutter zumindest konsequent darauf achten, mindestens dreimal täglich eine Ruhepause einzuhalten. In dieser Zeit kann sie dem Baby das Gefühl geben, dass alles in Ordnung ist, und dass sich die Eltern auf seine Ankunft freuen. Dadurch werden nervöse Störungen bei Säuglingen verhindert oder zumindest gemildert. Ihr Kind wird es Ihnen mit seelischer und körperlicher Stabilität danken.

Lässt es sich irgendwie einrichten, sollten große, Stress verursachende Veränderungen warten, bis die Kleinkindphase abgeschlossen ist.

Das erste Jahr

Innerhalb der ersten Lebenstage muss das Kind sich an eine drastisch veränderte Umgebung anpassen. Es wird mit einer neuen Nahrungsform und starken Außenreizen wie Licht und Geräuschen konfrontiert. Außerdem hat es sehr feine Antennen für das seelische Befinden der Mutter. In dieser Zeit ist Entspannung für das Kind ein ganz besonderes Geschenk. Führen Sie die vorgeschlagenen Übungen immer dann durch, wenn Sie es für angebracht halten – es kann kein Zuviel an Liebe und Zuwendung geben.

Erste soziale Kontakte und Sprachanfänge

Im Verlauf des ersten Lebensjahres entwickelt Ihr Kind die ersten Fähigkeiten zum sozialen Kontakt (Lächeln), Bindungsfähigkeit an Bezugspersonen, selbst die Anfänge des Sprechens fallen in diese Zeit. Lallen und Gurren sind nämlich keine sinnlosen Äußerungen, sondern ein anstrengendes Trainieren der Sprache. Auch das Gedächtnis macht einen großen Sprung. Das Baby lernt, Menschen, Tiere und Gegenstände wieder zu erkennen.

Risiken für eine erfolgreiche Entwicklung liegen in diesem Alter im Fehlen von Möglichkeiten, eigene Erfahrungen zu sammeln. Soziale Fähigkeiten können ohne Bezugspersonen nicht trainiert werden. Kinder, die in diesem Alter von ihren Familien getrennt sein müssen, weil Unglücksfälle oder Krankheiten auftreten, können Schwierigkeiten beim Aufbau der Bindungsfähigkeit bekommen. Die Sprachentwicklung setzt beispielsweise voraus, dass mit dem Kind gesprochen oder gesungen wird.

Bewegungs- und Sprachentwicklung laufen Hand in Hand

In der zweiten Hälfte des ersten Lebensjahres stehen die Motorik bis hin zur selbstständigen Bewegung und die Sprache auf dem Plan. Außerdem lernt ein Kind in diesem Alter, Fremde von vertrauten Personen zu unterscheiden und kann bereits seine Sympathien wie auch Antipathien ausdrücken. Kurz vor dem ersten Geburtstag wird es lernen, Werkzeuge zu benutzen. In diesen Monaten ist Entspannung besonders wichtig, und Ihr Kind sollte auf keinen Fall durch zu hohe Erwartungen unter einen frühen Leistungsdruck geraten. Bei gesunden Kindern läuft die Entwicklung der Motorik parallel zur Sprachentwicklung nach einem angeborenen Schema ab. Geben Sie als Eltern Ihrem Kind das Gefühl, dass Sie an seine Erfolge glauben – und bleiben Sie gelassen, wenn Ihr Kind einmal unter dem Durchschnitt liegen sollte. Geben Sie Ihrem Nachwuchs einerseits die

Durchschnitt ist eine mathematische Angabe, die auf statistischen Werten beruht – aber nie und nimmer ein Gütesiegel für Ihr Kind!

nötige Ruhe und andererseits die wichtigen Impulse wie Hautkontakt, Sprache und Werkzeug (Spielzeug), und Ihr Kind wird
sich gut entwickeln.

> Betrachten Sie einmal ein zwölf Monate altes Baby – inner-
> halb eines Jahres hat es eine Leistung vollbracht, an der wir
> Erwachsenen sicherlich scheitern würden. Das Kind arbeitet
> pausenlos, gönnt sich selbst kaum Ruhe und ist ständig voller
> Ehrgeiz im Einsatz, um seine Entwicklungsschritte zu leisten.

Das zweite Jahr

Neugierde und Wissensdurst

Ihr Kind lernt nun seine Muttersprache und erarbeitet Frage-
techniken, um sein Wissen zu erweitern. Halten Sie einen Moment inne – wie schwer ist es für uns Erwachsene, wenn wir uns
durch Fragen ein neues Wissensgebiet erschließen wollen? Für
das Kind besteht in diesem Alter zudem das Risiko, dass die
Großen es als belästigend ablehnen und sich nicht ausreichend
Zeit für Gespräche nehmen. Das Kleinkind kann zwar durchaus
ein unruhiges Plappermäulchen sein, doch je mehr es redet,
umso besser ist es entwickelt. Vielleicht ist diese Erkenntnis ein
kleiner Trost für geplagte Eltern, wenn es einmal wieder fragt:
»Warum, wieso, weshalb ...?«

Durch Entspannungsübungen erreichen Sie, dass Ihr Kind noch
selbstbewusster und interessierter Löcher in Ihren Bauch fragt.
Geben Sie ihm diese Chance, mit der Sie bereits in diesem Alter
eine gute Basis für die schulische Entwicklung Ihres Kindes
legen können.

*Das zweite Lebens-
jahr steht ganz im
Zeichen der Spra-
che. Sie dient dem
Kind als Werkzeug,
sich die Welt zu er-
schließen.*

Bewegung, Bewegung, Bewegung

Auf körperlicher Ebene verfeinert das Kind seine Wahrnehmungen und kann Gefühle sowie Sinneswahrnehmungen jetzt auch benennen. Werkzeuge stellen eine Normalität dar. Das Kind läuft aufrecht und beginnt, mit dem eigenen Körper zu experimentieren. Durchschnittlich(!) setzt kurz vor dem zweiten Geburtstag die Bereitschaft zur Sauberkeitserziehung beim Kind ein.

Wenn der Bewegungsdrang überhand nimmt: Informieren Sie sich über das Angebot von Turnkursen für Kinder in Ihrer Stadt.

Viele Eltern leiden in diesem Abschnitt unter dem Bewegungsdrang ihrer Sprösslinge. Wenn Ihr Kind auf die Couch oder einen Tisch klettert, gehört das allerdings zur altersgerechten Entwicklung, die Sie durch Entspannung nicht verändern können. Machen Sie sich keine Gedanken, wenn Ihr Kind in diesem Alter kaum still sitzen kann. Anlass zur Sorge gibt eher ein Kind, welches mit 18 Monaten stundenlang vor dem Fernseher sitzen kann, ohne sich zu langweilen.

Um für sich selbst aber ein wenig Ruhe und Freiräume zu erhalten, setzen Sie Ihrem Kind Grenzen. Erklären Sie, dass Klettern und Toben etwas Tolles ist, machen Sie jedoch ebenso deutlich, dass Sie es nicht im Wohnzimmer erleben möchten. Wenn Sie Ihrem Kind als Alternative eine Kletterecke im Garten einrichten oder das Kinderzimmer tobefreundlich gestalten, wird es Ihr Angebot dankbar annehmen.

Das dritte Jahr

Im dritten Jahr setzen sich alle Reifeprozesse fort, die bis dahin begonnen wurden. Zusätzlich beginnt das Kind allmählich, ein Gefühl für Raum und Zeit zu entwickeln. Dieser Schritt wird erst gegen Ende der Grundschulzeit abgeschlossen sein. Spätestens jetzt beginnt aber auch das so genannte Trotzalter.

Die Entdeckung der eigenen Persönlichkeit

Der Begriff »Trotzalter« ist irreführend, denn es handelt sich beim Verhalten Ihres Kindes in dieser Altersstufe nicht um Trotz, vielmehr erkennt es sich jetzt erstmalig als eigenständige Persönlichkeit und kann erstmals seine Bedürfnisse und Vorstellungen gezielt äußern. Leider kommt es immer wieder zu Konflikten, sobald das Bedürfnis des Kindes nicht mit der Umwelt in Einklang zu bringen ist. Ihr Kind hat keinesfalls vor, etwas zu ertrotzen! Schließlich kann es nicht wissen, warum es den tollen Teddy aus dem Spielzeuggeschäft nicht haben kann. Es weiß noch nichts von Preisen, voll gestopften Kinderzimmerregalen oder Hausstauballergien. Die Ablehnung seines Bedürfnisses wird vom Kind als gleichzeitige Ablehnung seiner erst gerade entdeckten Persönlichkeit empfunden, und es reagiert dementsprechend verärgert. Da hat es nun endlich einen eigenen Willen und diesen soll es jetzt nicht ausleben dürfen. Die Grenze, die wir Erwachsenen setzen, wirkt wie eine Hemmung und führt zur Frustration.

Entspannung hilft, Frustrationen zu verarbeiten

Kinder müssen in dieser Phase lernen, Frustrationen zu ertragen und ihre Persönlichkeit auch ohne permanente Wunscherfüllung zu bilden. Hier hilft es sehr, wenn die Eltern in liebevoller Atmosphäre Entspannungsübungen anbieten.

Auf den nächsten Seiten finden Sie zahlreiche Übungen, die Sie mit Babys und Kleinkindern durchführen können. Ihr Gefuhl wird Ihnen sagen, wann Entspannung für Ihr Kind angebracht ist. Überfordern Sie weder sich noch Ihr Kind, selbst wenn Sie der Meinung sind, Ihr Kind hätte bereits Entwicklungsdefizite, oder Sie hätten hier und da einen Fehler in der Erziehung begangen, brechen Sie bitte nichts übers Knie. Alle Eltern machen Fehler, perfekte Erziehung gibt es nicht.

Je besser die schwierige Zeit des »Trotzalters« verläuft, umso höher wird die spätere Frustrationstoleranz des Kindes sein, die auch im Erwachsenenalter noch dazu dient, Schwierigkeiten und Probleme bewältigen zu können.

Kuscheln, streicheln und massieren stärken das Urvertrauen

Gleich nach der Geburt nehmen Mutter und Kind durch zärtliche Berührung Kontakt miteinander auf. Neben der vertrauten Stimme ist für den Säugling das sanfte und liebevolle Streicheln der Eltern äußerst beruhigend. Die Haut ist das größte Sinnesorgan des Menschen und am Anfang des Lebens unsere erste Informationsquelle über unsere Umwelt. Schon im Mutterleib werden die ersten Sinnesreize über die Haut aufgenommen. Im warmen Fruchtwasser schaukelt das Kind sanft hin und her, und es nimmt sich selbst in dem beengten Raum der Gebärmutter wahr. Diese Enge ist für die Babys bis zur Geburt vertraut. Sie fühlen sich sicher und geborgen im Schoß der Mutter. Für viele Babys bedeutet der Verlust dieser Geborgenheit Stress. Gelingt die Anpassung dem Kind nur schwer, ist es unruhig und schreit viel.

Regelmäßiger Hautkontakt ist Nahrung für die Seele

Massage fördert nicht nur die Entwicklung, eine sanfte Bauchmassage löst und lindert außerdem Blähungen.

Auch Sie müssen sich an die neue Situation anpassen. Durch liebevolles Tragen, Kuscheln und Streicheln fühlt sich das Baby nach der Geburt geborgen und angenommen, das Urvertrauen des Kindes wird dadurch gestärkt. Regelmäßiger Hautkontakt fördert die Entwicklung in den ersten Lebenswochen, eine Babymassage wirkt in dieser Zeit wie Nahrung für die Seele. Denn über die Nerven der Haut erhält das Gehirn beruhigende Impulse, und der gesamte Organismus wird durch die Berührung der Haut stimuliert. Das Wohlbefinden des Babys steigert sich, es kann leichter entspannen und schläft besser.

Wann und wie beginnen?

In den Genuss der Babymassage kann Ihr Neugeborenes ab der dritten Lebenswoche kommen. Frühestens jedoch, wenn der Nabel abgeheilt ist. Gerade bei ganz kleinen Babys können Sie nicht immer die ganze Handfläche auflegen, nehmen Sie dann nur zwei oder drei Finger. Viele der Massagegriffe und Streichungen bringen ebenfalls älteren Kindern noch Spaß. Probieren Sie die Babymassage auch einmal an Ihrem Partner aus. Möchten Sie mehr über die Babymassage erfahren? Das Buch »Harmonische Babymassage« von Heidi Velten und Bruno Walter ist sehr empfehlenswert. Es ist ebenfalls im Urania-Verlag erschienen. Die hier verwendeten Bezeichnungen sind zum Teil diesem Buch entnommen.

Vorbereitungen für die Babymassage

Bevor Sie mit der Babymassage beginnen, sollten Sie sich mit den Handgriffen vertraut machen. Lesen Sie die Beschreibung der verschiedenen Massagegriffe aufmerksam durch. Üben Sie die Handgriffe zunächst auf Ihrem Oberschenkel oder auf einem Kissen. Sie und Ihr Baby sollen sich während der Massage ganz sicher fühlen, sollten Sie dennoch einen Griff vergessen, ist das nicht weiter tragisch. Vertrauen Sie in solchen Fällen einfach auf Ihr Gefühl, und beobachten Sie genau, was Ihrem Kind gut tut.

Jede Streicheleinheit bedeutet Zuwendung und Aufmerksamkeit, verlassen Sie sich bei der Babymassage daher auch auf Ihre innere Stimme.

Der richtige Zeitpunkt

Für die Massage sollte Ihr Baby ausgeruht und satt sein, auch Sie selbst sollten selbstverständlich Zeit und Ruhe haben, um ganz bewusst in Kontakt mit Ihrem Kind zu treten. Bleiben Sie während der gesamten Massage mit Ihrer gesammelten Aufmerksamkeit bei Ihrem Kind. Sprechen Sie Ihr Baby an, und erklären Sie ihm was Sie machen – Ihr Kind wird Sie intuitiv verstehen. Denn auch wenn die Situation noch ungewohnt für Ihr Baby ist, fühlt es sich durch den Klang Ihrer Stimme und den vertrauten Blick sicher und geborgen.

Eine angenehme Umgebung

Für die Massage
benötigen Sie ein
spezielles Massa-
geöl, zum Beispiel
reines Mandelöl.
Das Öl sollte
grundsätzlich frei
von Zusatzstoffen
sein und keine
stark konzentrier-
ten ätherische Stof-
fe enthalten. In
Apotheken und
Reformhäusern
wird man Sie bei
der Auswahl eines
Massageöls für
Babys beraten.

Sorgen Sie für Gemütlichkeit, der Raum sollte warm aber nicht
stickig sein, dämpfen Sie das Licht. Vielleicht haben Sie Freude
an leiser Hintergrundmusik. Sie können auch eine Duftlampe
mit einem leichten Aroma anzünden.

Bereiten Sie Ihr Baby auf die Massage vor, indem Sie es langsam
ausziehen. Noch angenehmer wird das Massageerlebnis für das
Baby, wenn Sie auch die Windel entfernen. Am besten setzen Sie
sich mit gestreckten Beinen auf den Boden und machen es sich
so bequem wie möglich, indem Sie Ihren Rücken vielleicht zusätzlich mit einem Kissen abstützen oder an der Wand anleh-
nen. Das Baby liegt mit dem Rücken auf Ihren Oberschenkeln,
als Unterlage eignet sich ein weiches Lammfell, eine Decke oder
ein kuscheliges Handtuch.

Tipps zur Technik

Reiben Sie die Hände aneinander, um die Handinnenflächen an-
zuwärmen. Sind Ihre Finger besonders kalt, wärmen Sie Ihre
Hände vorher unter warmem Wasser. Verteilen Sie etwas von
dem Massageöl in Ihren Händen. Ein kleines Schälchen mit
Massageöl sollte neben Ihnen stehen, so dass Sie während der
Massage immer wieder hineingreifen können.

Grundsätzlich wird von der Körpermitte aus symmetrisch zur
Körperaußenseite massiert. Massieren Sie von oben nach unten.
Arme und Beine werden in Richtung Hände beziehungsweise
Füße ausgestrichen. Massieren Sie mit beiden Händen parallel,
die Finger werden meist leicht gespreizt und bleiben ganz
locker. Die Bewegung Ihrer Hände soll ohne Anstrengung für
Sie aus dem Handgelenk heraus entstehen. Wiederholen Sie Ihre
Massagestreichungen im gleich bleibenden Rhythmus, damit
sich Ihr Baby leichter auf die gleichmäßigen, wiederkehrenden

Berührungen einstellen kann. Entspannen Sie selbst, und lassen Sie Ihre Atmung während der Streichung mitfließen. Je langsamer und ruhiger Sie massieren, desto entspannender wirkt die Massage auf Ihr Baby.

Massagedauer

Die gesamte Massage sollte zu Beginn etwa zehn Minuten dauern. Hat Ihr Baby Routine in der Massage bekommen, können Sie die Massage ausdehnen. Beginnen und beenden Sie die Massage mit einem Ritual. Dieses kann eine Massagebewegung oder ein lustiges Fingerspiel sein. Schließen Sie die Massage jedoch vorzeitig ab, wenn Ihr Kind sich dauerhaft unwohl fühlt oder unruhig wird.

Entwickeln Sie eine persönliche Abfolge der Massagegriffe, als immer wiederkehrendes Ritual.

Massage für den Oberkörper

Der Schmetterlingsgriff

Streichen Sie mit beiden Händen vom Brustbein nach außen. Wiederholen Sie diese Bewegung viermal. Der Druck Ihrer Handflächen und Ihre Bewegungen sollten an einen Schmetterling erinnern, der ganz sanft über die Oberfläche gleitet. Mit dem Schmetterlingsgriff beginnen Sie die Massage idealerweise.

Der Herzgriff

Dieser Massagestrich trägt seinen Namen, weil die Hände beim Massieren eine Herzform beschreiben. Sie massieren vom Brustbein aus seitlich am Rippenbogen abwärts. Diese Streichung kann mit etwas mehr Druck der Handflächen auf den Brustkorb ausgeführt werden. Wiederholen Sie den Herzgriff im gleichmäßigen Rhythmus anfangs bis zu zehnmal. Später können Sie den Herzgriff so oft wiederholen, wie Ihr Kind an dieser Berührung Freude hat.

Der Andreasgriff

Der Name erinnert an das Andreaskreuz vor Bahnübergängen. Streichen Sie über Kreuz von der Schulter des Babys bis zur gegenüberliegenden Hüfte. Lassen Sie die Bewegung Ihrer Hände im Wechsel fließen. Eine Hand sollte das Kind dabei immer berühren.

Die Streichmassage

Ähnlich wie beim Andreasgriff massieren Sie von den Schultern bis zur Hüfte, führen die Bewegung nun aber parallel mit beiden Händen für jede Körperseite aus. Streichen Sie mit lockeren Händen von den Schultern bis zu den Oberschenkeln.
Variation: Lassen Sie Ihre Handflächen leicht kreisen. Die feinen Rotationsbewegungen wirken auf das Baby belebend.

Die Bauchmassage

Der Bauch wird stets im Uhrzeigersinn, also rechts herum massiert, Sie folgen damit dem Verlauf des Enddarmes.

Massieren Sie den Bauch mit den Fingerspitzen einer Hand. Berühren Sie mit Ihrer freien Hand ebenfalls den Körper Ihres Kindes. Beginnen Sie unterhalb des Rippenbogens, und massieren Sie zuerst im Uhrzeigersinn vom Bauchnabel nach außen. Anschließend können Sie mit Ihren Finger in den gesamten Bauchraum drücken. Sie werden feststellen, dass Ihrem Kind dieser kräftige Druck auf den Darm sehr angenehm ist.

Das Bauchwackeln

Legen Sie die Finger flach auf den Bauch Ihres Babys. Versetzen Sie Ihre Finger in leichte Schwingungen, so dass die Bauchdecke des Babys wie Wackelpudding hin und her bewegt wird.
Variation: Legen Sie Ihre beiden Hände einfach nur flach auf den Bauch. Mit Sicherheit werden Sie das Glucksen und Murmeln des Darmes spüren und hören. Ein gut arbeitender und entspannter Darm gibt übrigens immer Verdauungsgeräusche von sich.

Streichmassage für Arme und Beine

Die Arme und Beine des Babys werden während der Massage in natürlicher Bewegungsrichtung an den Körper gebeugt. Hüftgelenk beziehungsweise Schultergelenk bilden einen 90-Grad-Winkel zum Oberkörper. Umfassen Sie mit Ihrer Hand das Bein in der Leistengegend. Bei der Massage der Arme setzen Sie Ihre Hände unterhalb des Schultergelenks an. Sie streichen die Muskulatur mit sanftem Druck in Fuß- beziehungsweise Handrichtung nach unten aus. Wechseln Sie die Hände, und greifen Sie mit gleichmäßigem Rhythmus um. Eine Hand berührt immer das Bein oder den Arm des Babys.

Hinweis: Achten Sie bitte generell bei der Massage darauf, Ihr Kind nicht durch lange Fingernägeln zu verletzen oder zu kratzen.

Der Brennnesselgriff
Der Name beschreibt die Handbewegung, die Sie sicher noch aus Ihren Kindertagen kennen. Die Art der Massage soll hier jedoch nur auf sanfte Weise die Durchblutung der Haut fördern. Umgreifen Sie mit beiden Händen das Bein oder den Arm – die Hände liegen dicht nebeneinander. Drehen Sie sanft (!) Ihre Hände in entgegengesetzte Richtungen hin und her, und schrauben Sie sich so langsam bis zu den Händen und Füßen vor.

Hand- und Fußmassage

Der Perlengriff
Mit einem oder beiden Daumen wird die Fußsohle oder die Handinnenfläche Ihres Babys in kleinen kreisenden Bewegungen Punkt für Punkt massiert. Die richtige Druckstärke probieren Sie auf Ihrem geschlossenen Augenlid aus. Die Berührung mit den Fingerspitzen wird nur sanft verstärkt. Führen Sie leicht kreisende Bewegungen aus. Beziehen Sie die Zehen und die Finger ebenfalls in diese Massageeinheit ein.

Kopf- und Gesichtsmassage

Kopfmassage

Streichen Sie zunächst mit gespreizten Fingern und leichtem Druck vom Scheitelpunkt des Kopfes mit beiden Händen über die Ohren bis zum Hals. Anschließend legen Sie beide Hände unter den Hinterkopf Ihres Kindes, ohne seinen Kopf anzuheben. Streichen Sie nun mit den Fingern den Hinterkopf von der Mittellinie zur Seite aus.

Gesichtsmassage

Wenn ein Baby schreit, spannt es besonders die Muskeln im Gesicht an.

Augen, Nase und Mund des Babys werden mit einem Finger umrundet. Sie können kleine kreisende Bewegungen dabei ausführen.

Variation: Eine weitere Möglichkeit der Gesichtsmassage ist das sanfte Ausstreichen mit den Fingern. Die Stirn, die Wangen und die Kinnpartie werden hierbei jeweils von der Mittellinie mit den Fingern gleichzeitig nach außen gestrichen. Schreibabys können durch die Gesichtsmassage beruhigt werden und sich entspannen.

Rückenmassage

Für die Rückenmassage legen Sie Ihr Baby auf den Bauch. Fühlt Ihr Baby sich auf dem Bauch unwohl, legen Sie es mit dem Bauch auf Ihren eigenen Oberkörper.

Die Streichmassage für den Rücken

Massieren Sie mit Ihren Handflächen von den Schultern bis zum Po Ihres Babys. Die Bewegung wird parallel mit beiden Händen links und rechts neben der Wirbelsäule ausgeführt. Sie können wie bei der Brust- und Bauchmassage Ihre Handflächen leicht kreisen lassen.

Der Brennnesselgriff in der Rückenmassage

Legen Sie Ihr Kind seitlich über die Oberschenkel. Ihre Hände liegen auf dem Rücken des Babys dicht beieinander. Bewegen Sie die Hände jetzt sanft gegeneinander von den Schulterblättern weg Richtung Po. Die frei baumelnden Arme und Beine des Kindes werden automatisch mitgelockert.

Das Powackeln in der Rückenmassage

Legen Sie die Finger beider Hände flach auf den Po Ihres Babys. Versetzen Sie den Po Ihres Babys mit Ihren Fingern in leichte Schwingungen, so dass er, wie bei der Bauchmassage, wie Wackelpudding hin und her bewegt wird.

Der Abschluss

Überkreuzen

Schließen Sie jede Massage ab, indem Sie die Arme und Beine Ihres Säuglings in verschiedene Richtungen vor dem Körper kreuzen. Diese Kreuzbewegung fördert die Verbindung der linken mit der rechten Gehirnhälfte. Aus der Entwicklungslehre ist bekannt, dass durch die Überkreuzbewegung des Krabbelns die linke und die rechte Gehirnhälfte miteinander verbunden werden und dabei unter anderem das räumliche Sehen sowie die Motorik des Kleinkindes trainiert werden.

Die Massage wirkt sich stimulierend auf die Entwicklung des Gehirns Ihres Kindes aus.

Klopfmassage für zwischendurch

Nicht immer ist Zeit für eine ausführliche Babymassage. Für eine entspannende Klopfmassage bedarf es hingegen keiner weiteren Vorbereitung, es ist eher wie das Spiel zwischendurch und kann problemlos »eingestreut« werden.

Auch wenn die
Klopfmassage auf
den ersten Blick
etwas grob wirkt,
bringt sie vielen
Kleinkindern
großen Spaß.

Hinweise zur Durchführung

Bei der Klopfmassage wird mit den flachen Händen auf den
Rücken des Babys geklopft. Übermüdete Babys oder Säuglinge,
die unter Blähungen leiden, reagieren übrigens sehr positiv darauf. Viele Kinder genießen das rhythmische Klopfen auf den
Rücken aus reiner Freude. Motivieren Sie Ihr älteres Kleinkind,
Geräusche und Laute dabei zu machen, dann bringt die Klopfmassage noch mehr Spaß und aufgestaute Energien können auf
diese Weise leicht abgebaut werden. Wie bei allen Übungen
müssen Sie ausprobieren, ob Ihrem Kind die Übung gefällt.
Sollte das nicht der Fall sein, versuchen Sie es in einer anderen
Situation noch einmal. Die Übung soll nur so lange dauern, wie
das Kind Freude daran hat.

Ablauf

Setzen Sie sich mit Ihrem Baby hin, legen Sie es mit dem Bauch
über Ihre Knie oder Ihre gestreckten Beine, Sie können es aber
auch auf Ihren Bauch legen. Klopfen Sie mit flachen Händen
auf den Rücken Ihres Kindes. Lassen Sie danach die Fingerspitzen wie ein Klavierspieler über den Rücken tanzen. Liegt das
Kind in Ihrem Schoß, wippen Sie, wenn Ihr Kind Freude an der
schnellen Bewegung hat, mit den Beinen. Die Bewegung lockert
zusätzlich die herunterhängenden Arme und Beine des Kindes.
Beenden Sie die Klopfmassage, indem Sie Ihre Hände für einen
Augenblick auf dem Rücken ruhen lassen. Atmen Sie dabei
ruhig ein und aus, und übertragen Sie so die Ruhe auf Ihr Kind.

Die »Uhren« – ein Bewegungsspiel für Babys

Jeder, der ein weinendes Baby auf dem Arm hält, wiegt es zur
Besänftigung automatisch hin und her. Das vertraute Schaukeln
und die Nähe zu Mutter und Vater beruhigen das Baby. Es

nimmt sich wahr und fühlt sich angenommen. Neben dem beruhigenden Effekt wird durch die Schaukelbewegungen aber außerdem noch das Gleichgewichtsorgan des Kindes stimuliert. Und ein ausgeprägter Gleichgewichtssinn hilft dem Kind, die notwendigen motorischen Fähigkeiten für das Sitzen, Krabbeln und Laufen zu entwickeln. Die Idee des Wiegens und Schaukelns greift das anschließende Bewegungsspiel auf.

Hinweise zur Durchführung

Das »Uhren«- Spiel wird vom Rhythmus eines Sprechgesangs begleitet. Zu den Versen schaukeln Sie im Takt der Silben von dem linken auf den rechten Fuß.

Stellen Sie sich aufrecht hin und nehmen Ihre Beine schulterbreit auseinander. Ganz kleine Babys halten Sie anfangs vor den Oberkörper. – Am besten mit dem Gesicht zur Brust. – Größere Krabbelkinder werden an den Schultern hochgehoben und zwischen den Beinen gehalten. Mit jedem Vers verkleinern Sie nach und nach Ihre Grätschstellung. Beim letzten Vers werden die Beine wieder weit gegrätscht und die Kinder bei jedem Glockenschlag durch die Beine vor und zurück geschaukelt.

Die »Uhren«
Gro-ße Uh-ren mach-en
tick-tack-tick-tack.

Klei-ne Uh-ren mach-en
tik-ke tak-ke tik-ke tak-ke,

und die klei-nen Tasch-en-uhr-en mach-en
ti-ke ti-ke ti-ke ti-ke.

Und die großen Kirchturmuhren machen
bim-bam bim-bam bim-bam.

Die Schaukelbewegungen sollen an das Pendel einer Standuhr erinnern.

Oft benötigen die
Eltern vor ihrem
Kind eine Pause bei
dem Uhren-Spiel,
weil sie die ganze
Zeit ihr Kind heben
und schaukeln
müssen.

Tipp: Wiederholen Sie dieses Spiel einige Male. Je vertrauter Ihr Kind mit der Abfolge ist, desto mehr wird es den Bewegungen folgen. Schön ist es, wenn Sie Ihre Stimme am Anfang etwas senken und langsamer sprechen. Je kleiner die Uhren, umso höher und schneller wird die Stimme. Die größten Uhren sind natürlich die Kirchturmuhren, und Ihre Stimme sollte beim letzten Vers ganz tief und gemächlich sein.

Die »Uhren« für Kindergartenkinder

Größere und ältere Kinder können die Schaukelbewegungen im Silbentakt schon allein ausführen. Das gleichzeitige Sprechen und Bewegen ist für Kinder dieser Altersstufe zwar noch schwierig, dieses Bewegungsspiel lehrt sie jedoch unbewusst, sich besser zu koordinieren. Das Uhrenspiel ist ideal, wenn nur wenig Bewegungsfreiraum vorhanden ist und kann Ihrem Kind körperlichen Ausgleich verschaffen.

Hinweise zur Durchführung

Nutzen Sie den gleichen Vers wie auf Seite 57, verändern Sie allerdings Tempo und Lautstärke. Durch den Wechsel wird den Kindern der Unterschied zwischen laut und leise, schnell und langsam sowie Anspannung und Entspannung bewusst. Beim letzten Vers stellen sich die Kinder mit gegrätschten Beinen auf und versuchen ihre Hände über dem Kopf zu greifen. Beim *Bim-Bam* schwingen die Arme zwischen den Beinen durch. Dabei wird bewusst ein- *(bim)* und aus- *(bam)* geatmet. Nach einigen Übungen wird der Sprechgesang automatisch von der Atmung getragen.

Entspannung für
Kindergartenkinder

Kindergartenkinder haben einen hohen
Bewegungsdrang, lieben Tobespiele und
wollen ihre Grenzen austesten. Viele
Eltern von Kindern in diesem Alter fühlen
sich ständig gestresst durch die quirligen
Kleinen. Umso wichtiger ist in diesem
Alter, dass sie die Momente der Ruhe erfahren, in denen sie wieder neu Kraft für
weitere Abenteuer sammeln können.

Die ersten Schritte außerhalb der eigenen Familie

Selbst der beste
Kindergarten
bedeutet für Ihr
Kind Stress – allein
durch die zeitweise
Trennung von
seiner Familie und
der Notwendigkeit,
sich an fremde
Regeln anpassen
und unbekannte
Situationen beste-
hen zu müssen.

Auch im Kindergartenalter, also zwischen drei und sechs Jahren, hat ein Kind wieder enorme Entwicklungsschritte zu bewältigen. Die Anforderungen beginnen damit, dass es lernt, seine bisher kleine Bezugswelt zu verlassen. Spätestens mit Eintritt in den Kindergarten soll es regelmäßig Zeit ohne seine Familie verbringen. Obwohl die meisten Kindergärten inzwischen keinen starren Programmen mehr folgen, erleben die Kinder trotzdem ein völlig neues Regelwerk, an das sie sich erst einmal anpassen müssen. So entsteht eine unbekannte Situation, die Ihr Kind sogar weitgehend ohne Ihre Hilfe bewältigen muss.

Vergleichen Sie diese Anforderung mit einer Versetzung oder der Aufnahme einer neuen Arbeitsstelle im Erwachsenenalter. Einen ähnlichen Stress – wie Sie am neuen Arbeitsplatz – erlebt Ihr Kind jetzt auch. Entspannung kann eine Menge Stress kompensieren und Ihrem Kind Zutrauen in die eigenen Fähigkeiten geben. Außerdem können Sie während der Übungen durch Ihre Zuwendung zeigen, dass Sie Ihr Kind lieben. So kommt es über die Trennungsphase am Vormittag besser hinweg.

Die fremde Gruppe

Doch da ist nicht nur die Trennung von der Familie, zusätzlich muss sich Ihr Kind daran gewöhnen, auf einmal einen Großteil seiner Zeit mit etwa zwanzig, ihm völlig fremden Kindern zu verleben. Diese fremden Kinder hat es sich nicht selbst ausgesucht, es muss lernen, sich in diese Gruppe zu integrieren, wenn es kein Außenseiter werden will. Selbst für Erwachsene ist es nicht leicht, täglich mehrere Stunden auf relativ engem Raum mit Fremden zusammen zu sein. Auch wir brauchen nach solchen Stunden Ruhe und Erholung. Das Gleiche gilt natürlich auch für Kinder.

Ein weiterer Lernschritt ist der Umgang mit Konflikten. Die Anforderungen an das soziale Verhalten steigen, denn unter Gleichaltrigen gibt es nicht den Welpenschutz für Ihr Kind, den es bisher zu Hause genossen hat.

Ein neuer Rhythmus

Rein äußerlich lernt es, sich einem Tages- und Wochenrhythmus zu unterwerfen. Uns Erwachsenen scheinen diese Rhythmen selbstverständlich, doch dem Kind, das gerade in sein Spiel vertieft ist, fordert es einiges ab, plötzlich herausgerissen zu werden, nur weil die Eltern es abholen wollen. Zudem ist für manche Kinder das frühe Aufstehen und die neue Gestaltung der Mittagsruhe eine nicht zu unterschätzende körperliche Anstrengung.

Erste soziale Anforderungen und erste Vergleiche

In dieses Alter fällt außerdem die Vervollkommnung der Muttersprache, und meistens ist auch die Sauberkeitserziehung abgeschlossen. Die Kinder werden mit kulturellen Konventionen vertraut gemacht, Höflichkeitsregeln und Tischmanieren sind ein Ergebnis schwierigen Trainings. Feinmotorische Fähigkeiten wie das Schneiden von Papier und das Binden von Schleifen werden entwickelt. Lassen Sie sich durch den Kopf gehen, was Ihr Kind in diesen drei Jahren Tag für Tag lernen und üben muss. Kinder lernen zwar schneller und leichter als Erwachsene, aber das bedeutet nicht, dass es nicht trotzdem anstrengend wäre. Schließlich lernen sie auch mehr als wir Großen.

Das Kind wird groß, es wird ein Mitglied der sozialen Gemeinschaft und erfährt, dass es eine eigene Persönlichkeit besitzt.

Bedauerlicherweise entsteht manchmal bereits in diesem Alter schon der erste Leistungsdruck. Das Kind wird im Vergleich mit den anderen zum ersten Mal deutlich mit seinen eigenen Schwächen konfrontiert. Es ist eben nicht einfach zu ertragen, wenn alle anderen runde Ostereier ausschneiden, die an den

Zweig gehängt werden und nur man selbst hat Quadrate fabriziert. Um solche Erlebnisse leichter zu verarbeiten, sind innere Ruhe und Entspanntheit äußerst hilfreich.

Kindergartenkinder wollen sich bewegen

Kindergartenkinder stecken voller Bewegungs- und Tatendrang. Sie wollen sich und ihre Welt austesten und ausprobieren.

Mit all diesen sozialen Anforderungen ist es aber noch nicht genug, auch körperlich hat Ihr Kind viel zu tun. Bedenken Sie, dass 75 Prozent der Gewichtszunahme im fünften Lebensjahr allein auf die verstärkte Muskelzunahme zurückgehen. Verständlicherweise haben Kinder in diesem Alter daher den Drang, sich zu bewegen und ihre Kraft zu testen. Demnach muss ein Kind, das die viel zitierten Hummeln im Po hat, noch lange kein unruhiges Kind sein. Vielleicht will es die neuen Muskeln nur nutzen.

Wirkliche Unruhe erkennen Sie in diesem Alter eher daran, dass die Konzentrationsfähigkeit nicht ausreichend entwickelt ist – etwa 20 bis 30 Minuten lang sollte ein Kindergartenkind sich mit einem Spiel oder einer Bastelei befassen können – oder wenn Ihr Kind ein schlechtes Gedächtnis hat. Kinder zwischen dem vierten und sechsten Lebensjahr haben eine schnelle Auffassungsgabe und eine enorme Merkfähigkeit. Außerdem sind sie fast allem Neuen gegenüber sehr aufgeschlossen, sie sind wissbegierig und nahezu ständig darauf aus, neue Fähigkeiten zu erwerben. Als Eltern sollten Sie daher bei trägen und verschlossenen Kindern darüber nachdenken, ob Ihr Kind vielleicht unter Stress stehen könnte.

Der Schritt aus der Märchenwelt in die reale Welt

Geistig entwickelt das Kind im Kindergartenalter eine neue Form des Denkens. Bisher hat es in der so genannten Welt der kindlichen Magie gelebt, in der es Zauberei und unerklärbare Phänomene gab. Ein Tisch konnte dem Kind eine Beule zufügen. Die Welt um das Kind herum war voller lebendiger Dinge, – das ändert sich jetzt peu à peu.

Die Kinder begreifen nun den Unterschied zwischen Lebewesen und Gegenständen. Diesen Unterschied machen sie zuerst an Bewegung fest. Deshalb fällt es ihnen übrigens auch so schwer, Pflanzen als Lebewesen zu sehen. Das gesamte Weltbild verändert sich gravierend. Bisher verbrachte Ihr Kind sein Leben mit dem Christkind, dem Osterhasen und vielleicht auch dem Klapperstorch, der Stoffhund konnte sprechen und Peter Pan fliegen, doch plötzlich ist alles ganz anders. Der Osterhase bringt keine Eier mehr, Kinder werden von ihren Eltern gezeugt, und Peter Pan ist nur eine Geschichte. Welcher Erwachsene kann innerhalb kurzer Zeit alles über Bord werfen, was bisher sein Weltbild geprägt hat, ohne Stress zu fühlen?

Nach der Geburt ist das die zweite Phase, in der sich das Weltbild des Kindes radikal verändert.

Entwicklung des eigenen Stils und der Selbstständigkeit

Gegen Ende des sechsten Lebensjahres, also kurz vor der Einschulung, können Kinder meist einfache logische oder naturwissenschaftliche Zusammenhänge begreifen. In der kindlichen Persönlichkeit zeigen sich eigene Ordnungssysteme und ein eigener Geschmack, wobei die Umgebung des Kindes diese Entwicklung unabsichtlich negativ beeinflussen kann: »Ein Junge trägt keine rosa Pullover", oder »Bücher müssen immer in einem Regal stehen« behindern dabei, einen eigenen Stil zu entwickeln. Ihr Kind wird schnell merken, ob der rosa Pullover möglich ist oder nicht. Vielleicht will es ihn gar nicht mehr tragen, wenn es dafür von Gleichaltrigen (bitte nicht von den Eltern!) gehänselt wurde. Oder es trägt ihn gerade deshalb, weil es trainiert, zu sich selbst zu stehen.

Und mit der Ordnung ist das so eine ganz eigene Sache. Ihr Kind legt seine Bücher vielleicht immer unter das Bett, weil es nach dem Aufwachen sofort Zugriff darauf haben möchte – davon geht die Welt nicht unter. Vielmehr verspricht dieses Verhalten, dass Ihr Nachwuchs auf dem besten Weg ist, sein Leben später selbstständig ordnen zu können. In Fragen der Hygiene und wichtiger sozialer Grundsätze sollten Eltern natürlich das letzte Wort behalten. Bei aller Selbstständigkeit des Kindes – Tomaten werden nun einmal nicht unter dem Kopfkissen gelagert, sondern gehören beispielsweise ins Gemüsefach des Kühlschranks. An diesen Ausführungen sehen Sie, dass Ihr Kind große Anstrengungen unternimmt, um erwachsen zu werden. Es braucht jetzt Ihre Zuwendung, ein tolerantes Umfeld für seine Entwicklungsversuche und viel innere Ruhe, die Sie mit den folgenden Übungen vermitteln können.

Sinnvolle Ordnung ist dann gegeben, wenn der Benutzer von Gegenständen diese bei Bedarf zu seiner praktischen Verfügung hat.

Entspannungsübungen für Kindergartenkinder

Im Alter von drei bis sechs Jahren sind die Kinder bei der Durchführung der Entspannungsübungen noch auf die Hilfe und Unterstützung der Eltern angewiesen. Auf spielerische Art und Weise sollen sie Stille, Ruhe und Entspannung erfahren. Sie sollten alle Übungen mit Ihrem Kind gemeinsam durchführen und auch gemeinsam genießen. Wie eine Übung funktioniert und was Ihr Kind tun muss, erklären Sie am besten während oder auch bereits vor den verschiedenen Übungen.

Die Biene
Diese Übung hilft Ihrem Kind, körperliche Unruhe abzubauen. Bieten Sie diese Übung immer dann an, wenn es Hilfe braucht, ruhig und still zu werden. Solche Situationen können vor dem Essen oder dem Schlafengehen sein. Die Übung ermöglicht es Ihrem Kind, übermäßigen Bewegungsdrang selbst auf kleinstem Raum auszugleichen.

Ablauf

Planen Sie für diese Übung vier bis fünf Minuten Zeit ein. Gemeinsam mit Ihrem Kind stellen Sie sich locker im Raum auf. Atmen Sie tief ein, und summen Sie beim Ausatmen ein weiches »S« – so als sei eine Biene im Raum. Bewegen Sie sich mit Ihrem Kind frei durch den Raum, schütteln Sie summend Arme und Beine aus. Atmen Sie immer wieder tief in den Bauch ein. Schütteln Sie alle Gliedmaßen, den Kopf und den Rumpf aus. Für die lockernden und wackelnden Bewegungen von Armen und Beinen wird keine Kraft gebraucht. Nach zwei bis drei Minuten setzen oder legen Sie sich hin, lockern Sie weiterhin Arme und Beine. Stoppen Sie dann alle Bewegungen, schließen Sie die Augen, während Sie weiter summen.

Ihr Kind soll das Summen in seinem Körper spüren. Wie fühlen sich die Lippen, die Zunge, die Brust und der Bauch an? Spürt Ihr Kind das Summen auch noch in den Armen und Beinen? Summen Sie immer leiser und leiser, bis Sie ganz still sind. Spüren Sie einen Moment lang die Stille und Ruhe in sich und im Raum. Kehren Sie dann mit einigen tiefen Atemzügen zurück in Ihren Tag. Soll das Kind schlafen, schließen Sie jetzt das Bettritual an.

Mantra

Das Quietschen, Schreien, Toben von Kindern ist für Eltern nicht immer leicht, mit dem eigenen Bedürfnis nach Ruhe zu vereinbaren. Kinder sind in solchen Momenten übermütig oder drücken auf diese Weise einfach nur pure Lebensfreude aus. Gelingt es Ihrem Kind allerdings nicht, nach einiger Zeit von alleine leise zu werden, versuchen Sie es mit einem Mantra.

Eltern und Kinder können über das Tönen Anspannung und Nervosität abgeben. Sicher wird Ihnen und Ihrem Kind das

Die Reizüberflutung der modernen Gesellschaft macht nicht nur uns Erwachsenen zu schaffen. Unruhigen, zappligen und konzentrationsschwachen Kindern helfen Entspannungsübungen, Ruhe und Stille zu finden.

Tönen Spaß machen. Für das Ohr klingen die gemeinsamen Stimmen sehr harmonisch. Ziehen Sie die Töne mit Ihrem Atem in die Länge, die längere Ausatemphase wirkt auf den menschlichen Organismus beruhigend. Die Töne vibrieren im Brust- und Bauchraum und versetzen den gesamten Körper in Schwingungen. Dadurch werden aufgestaute Energien und Anspannung abgebaut. Selbst ein noch so schöner Besuch von Oma und Opa oder ein toller Vormittag in der Spielgruppe erzeugen in einem Kind ein gewisses Maß an Anspannung. In ihrem Körper spüren die Kinder die Aufregung und wissen gar nicht wohin damit. Aber auch als Elternteil profitieren Sie ebenfalls von der Mantra-Übung, denn die strapazierten Nerven beruhigen sich, und Sie fühlen sich viel wohler in Ihrer Haut.

Ablauf

Die verlängerte Ausatemphase während des Mantras verstärkt die Entspannung.

Setzen Sie sich zu Ihrem Kind auf den Boden. Erklären Sie ihm eventuell bevor Sie beginnen, dass es jetzt Zeit ist, zur Ruhe zu kommen. Lassen Sie dann mit Ihrem Atem ein langes »Ahaahaaah« erklingen. Ermuntern Sie Ihr Kind mitzumachen, indem Sie den Blickkontakt zu Ihrem Kind suchen. Danach lassen Sie »Ohoohooohs«, »Mhmmhmmmhs«, »Ohms« usw. erklingen. Besonders intensiv wird die Übung, wenn Sie und Ihr Kind die Augen dabei schließen.

Körperbemalung

Diese Übung fördert den taktilen Sinn Ihres Kindes. Das Kind soll mit Creme seinen oder auch Ihren Körper bemalen. Manche Kinder haben anfangs Berührungsängste und trauen sich nicht, die weiche, feuchte Creme richtig anzufassen. Am schönsten ist das Bemalen mit Creme im Sommer, wenn es draußen warm ist und man im Gras sitzen kann.

Ablauf

Sie benötigen einen großen Topf Feuchtigkeitscreme, ein großes Handtuch zum Unterlegen und Papiertücher, um die überschüssige Creme später wieder abzuwischen. Ziehen Sie das Kind so weit wie möglich aus. Die Unterwäsche lässt sich gegebenenfalls hinterher gut in der Waschmaschine reinigen.

Das Kind kann seinen gesamten Körper dick mit Creme bemalen und einschmieren. Es kann Muster und Linien in der Cremeschicht gestalten. Ihr Kind hat mehr Freude an dem Creme-Erlebnis, wenn Sie mitmachen. Lassen auch Sie sich von Ihrem Kind Arme und Beine eincremen und massieren. Unterhalten Sie sich mit Ihrem Kind, über das, was Sie erleben. »Ich creme jetzt deinen Unterarm ein. Du hast einen schönen Arm.« Diese kleine Massage ist gleichzeitig auch Pflege für Ihre Haut. Die Körperbemalung ist für Ihr Kind eine wichtige Erfahrung im Bereich der Körperwahrnehmung.

Für die Wintermonate erhalten Sie alternativ wasserlösliche Badewannen- und Körpermalfarben im Fachhandel.

Fantasiegeschichte

Im Rahmen dieser Fantasiegeschichte erlebt Ihr Kind den Wechsel zwischen laut und leise, schnell und langsam. Das Erleben dieses Wechsels ist wichtig, weil in unserem wie aber auch im Leben der Kinder die Zeit oft knapp bemessen ist. Erst muss alles ganz schnell gehen, und dann ist plötzlich wieder alles vorbei. Für das Kind nicht kalkulierbar, ist plötzlich Zeit für eine Pause, Zeit zum Schlafen, Zeit zum Leisesein. Dabei lebt es in seinem eigenen Rhythmus, der häufig durch die Bedingungen in der Familie gestört wird. Es ist gut, wenn die Kinder erleben, das schnell und langsam – laut und leise zusammengehören wie zwei Seiten einer Münze. Die folgende Fantasiegeschichte veranschaulicht für das Kind diesen stetigen Wechsel:

Vorbereitung

Laden Sie Ihr Kind ein, die verschiedenen Elemente der Geschichte nachzuspielen.

Beispiel: Als Saatkorn macht es sich ganz klein und hockt auf der Erde. Als Baum wird es immer größer und breitet die Arme zu großen Baumkrone aus. Als Vogel und Schmetterling schwingt es mit den Armen. Mit Ihrer Hilfe kann es jede Phase der Geschichte nachspielen, mal schnell – mal langsam, mal laut – mal leise.

> **Erst ist das Kind ganz klein und wird immer größer, bis es überall herumfliegen kann.**

Schön wäre, Sie erzählen die Geschichte frei und gehen mit Ihrem Kind gemeinsam auf Abenteuerreise. Mit Sicherheit werden Ihnen noch andere Abenteuergeschichten einfallen. Wie wäre es mit einem Dschungel, in dem viele wilde Tier leben, Elefanten trompeten und Affen umher springen?

Die Geschichte – Auf der Wiese

Stell dir einmal vor, du bist ein ganz kleines Saatkörnchen, so klein, dass man dich kaum sehen kann. Du liegst ganz still in der Erde. Mach dich mal ganz klein, und verstecke deinen Kopf zwischen den Armen. Du spürst ganz viel Regen auf deinem Rücken und verkriechst dich noch tiefer in deine Erdhöhle. Doch auf einmal wird es in deinem Erdloch warm. Hm, du genießt die Wärme und hebst ganz vorsichtig deinen Kopf. Du möchtest aus der Erde raus und immer größer werden. Du streckst dich ganz langsam der großen gelben Sonne entgegen. Du schnupperst mit der Nase. Die Natur um dich herum riecht aufregend. Es riecht nach frischem Gras und Blumen. Ob du auch eine wunderschöne Blume oder so ein großer kräftiger Baum wirst?

Du wächst immer mehr. Und wirst von Tag zu Tag größer. Du musst dich schon auf die Zehenspitzen stellen – so groß bist du schon geworden. Du bist jetzt ein großer kräftiger Baum. Ein Baum mit einer wunderschönen runden Baumkrone und ganz vielen grünen Blättern. Stell dich einmal hin und forme mit deinen Armen eine dicke große Baumkrone. Plötzlich weht starker Wind und schaukelt dich kräftig hin und her. Es wird kälter, und der Wind pustet alle deine Blätter vom Baum. Dir ist so kalt, dass der ganze Baum zittert. Nach einigen Tagen und Nächten bist du ganz müde und erschöpft. Du schläfst einfach ein und legst dich gemütlich auf die Erde bis im nächsten Jahr das Frühjahr wiederkommt.

Hallo, hallo, aufwachen, spürst du es denn nicht? Die Sonne scheint wieder. Wir haben Frühling! In der Baumkrone sitzen ganz viele Vögel und zwitschern. Kannst du auch so schön zwitschern wie ein kleiner Vogel? Die Vögel flattern wild durcheinander und fliegen zwischen den Bäumen hin und her. Sie wollen ihre Nester bauen. Komm, hilf den Vögeln ein Nest zu bauen. Ach, so ein kleiner Vogel, der hat gar nicht so viel Kraft. Komm Vogel, setz dich hier hin auf diesen großen, dicken fetten Zweig, und ruhe dich einen Moment aus. Riech mal wie gut es hier nach süßen Blumen duftet.

Hörst du die Biene summen? Überall macht es »sssssss, sssss-ss«. Die Bienen fliegen von einer Blüte zur anderen. Sie trinken und schlürfen den Nektar, der in der Blüte versteckt ist. Beug dich wie eine Biene ganz weit vor, um an den Nektar zu kommen. Wenn die Bienen nicht aufpassen, sind sie voller Blütenstaub, und dann schütteln sie sich kräftig und müssen niesen, damit der Blütenstaub wieder von ihrem Körper abfällt. Schüttel auch du den Blütenstaub ab.

Das Kind schlürft den Nektar tief durch den Mund ein.

Hey, was robbt denn da an der Baumrinde? Sieh mal, dieses kleine Ding. Es sieht aus wie ein Wurm auf Beinen. Es hat

Wie ein Wurm auf Beinen robbt das Kind als kleine Raupe über den Boden.

einen dicken braunen Pelzmantel an. Schwupp, schwupp – immer weiter klettert die Raupe an den Zweigen des Baumes hoch. Kannst du auch wie eine Raupe über den Boden robben? Die Raupe robbt, bis sie bei den zarten grünen Blättern angekommen ist. Mhmm, das schmeckt gut! Komm und probier auch mal! Die Raupe nagt ausgiebig an den Blättern herum und beißt winzige Zick-Zack-Muster in die Blätter. Ganz müde und mit voll gestopftem Bauch rollt die Raupe sich an die Unterseite des Blattes. Sie wickelt sich mit einem selbst gesponnenen Seidenfaden ein, bis sie sich gar nicht mehr bewegen kann. Ganz still und regungslos hängt die verpuppte Raupe als Kokon am Blatt. Sie hängt und hängt. Der Wind schaukelt sie sanft hin und her, hin und her. Komm, leg dich neben die müde Raupe und ruh dich aus.

Nach einigen langen Tagen fängt es in dem Seidenkokon an zu ruckeln und zu zuckeln. Ein kleiner Kopf mit Fühlern beißt sich durch die Seidenhaut. Die Raupe sieht jetzt ganz anders aus. Sie streckt sich und streckt sich. Ein sachter Windhauch pustet ihre Flügel auseinander. Ein Schmetterling! Aus der kleinen pelzigen Raupe ist ein wunderschöner, großer Schmetterling geworden. So leicht wie eine Feder fliegt der Schmetterling umher. Ganz sanft. Begleite den Schmetterling auf seinem Flug über die Wiese. Er fliegt zu einer Blume und kostet von dem süßen Nektar. Wieder steigt er in die Luft und fliegt über die ganze grüne Wiese. Er fliegt so lange herum, bis die Sonne untergeht. Der Schmetterling sucht sich einen wunderschönen Ruheplatz und schließt seine Augen. Er träumt von dem Baum und der Wiese, den vielen Bienen und anderen Insekten. Wie schön es doch hier auf seiner Wiese ist. In seinem Traum begegnen ihm Vögel, Hasen und Frösche. Es gibt noch so viel, was unser Schmetterling erleben kann.

Entspannung
für Grundschüler

Früher sagte man, mit der Einschulung
beginne der Ernst des Lebens. Heute
haben wir erkannt, dass das Risiko, Stress
zu erleben und auch betreffende Symptome auszubilden, in dieser Lebensphase
fast dramatisch ansteigt. Mit der wach-
senden Fähigkeit, Verantwortung zu übernehmen, haben Kinder jetzt die Chance,
die erste Eigenverantwortung für sich und
ihre Ausgeglichenheit zu übernehmen.

Eine Zeit des intensiven Lernens beginnt

Mit Eintritt in die Schule eröffnen sich den Kindern ganz neue Möglichkeiten. In ihrer Entwicklung machen sie jetzt den wohl größten Sprung.

Geradezu rasant entwickelt sich das Grundschulkind weg vom Kindergartenalter und scheint weniger Schritte zu machen als riesige Entwicklungssprünge. Es erweitert seinen Horizont, wird mobiler, weil es beispielsweise allmählich lernt, das Fahrrad selbstständig zu nutzen. Dadurch muss es sich allerdings auch der Gefahrensituation im Straßenverkehr anpassen. Durch den Schulsport entwickelt es ein neues Gefühl für die Leistungsfähigkeit seines Körpers. Viel gravierender aber wirkt sich aus, dass es Lesen und Schreiben lernt. Allein durch das Lesen erschließt es sich neue Welten, von denen es vorher nicht die geringste Ahnung hatte. Es bekommt Zugang zu fast jeder Information, die es haben möchte. Das Kind, dass seine Eltern bisher behandelt hat, als wären sie ein lebendes Lexikon, kann das Lexikon jetzt selber lesen.

Abstraktes Denken wird möglich

Durch den Unterricht in Mathematik und Sachkunde wird ihm das Verstehen komplexer Zusammenhänge erleichtert, es lernt, einen Bezug zwischen unterschiedlichen Gesichtspunkten desselben Themas zu sehen. Das Grundschulkind kann sich selbstständig mit Aufgaben befassen und sich neue Erfahrungen suchen, so entwickelt es die äußerst schwierige Fähigkeit, sich selbst zu motivieren. Gegen Ende der Grundschulzeit ist der Schüler in der Lage, abstrakte Denkvorgänge zu entwickeln.

Die Ich-Bezogenheit weicht der Gruppenorientierung

Aber die Schule fördert nicht nur die Fähigkeiten des kindlichen Gehirns, sie stellt auch weitergehende Anforderungen. So wird zum Beispiel dem sozialen Verhalten eine wichtige Bedeutung zugeschrieben. Die Lehrkraft wird zur ersten festen Bezugsperson und Autorität neben den Eltern. Die Klassenkameraden sind häufig fremd und tragen viele Verhaltensweisen in die Gruppe, die dem Kind bisher unbekannt waren. Viele Kinder empfinden ihre Mitschüler als Konkurrenz, was zu Leistungsdruck führen kann. Durch die Tatsache, dass die Kinder mitteilsamer sind als im Kindergarten und ein besseres Verständnis für Vergleiche entwickelt haben, gewinnt Ihr Kind Einblick in die Familien der Mitschüler und lernt, dass nicht alle Kinder gleich aufwachsen.

Durch die Zunahme an Raum- und Zeitgefühl kann ein Grundschulkind Pläne machen und einen Blick für die eigene nahe Zukunft entwickeln. Es muss Selbstbeherrschung aufbringen, wenn es nur in der Pause zur Toilette darf oder wenn es in einem Konflikt verbale Lösungen parat haben muss. Außerdem beginnt es, sich selbstkritisch zu betrachten, weil seine Ich-Bezogenheit immer weiter durch eine Orientierung in der Gruppe ersetzt wird. Allerdings kann es durchaus zu Frustrationen kommen, wenn es bei der Betrachtung der eigenen Person nicht zufrieden mit sich selbst ist.

Dadurch, dass der Horizont des Kindes sich ausdehnt, sieht es sich im Vergleich zu anderen.

Neue Aufgaben und die ersten Pflichten

Die Konzentrationsfähigkeit, die schon im Kindergarten wichtig, aber nicht notwendig war, wird jetzt zur Grundvoraussetzung für den Erfolg. In die Grundschulzeit fallen aber nicht nur schulische, sondern auch private Aufgaben. Meist wird in dieser Zeit begonnen, ein Musikinstrument zu erlernen oder einem Sport nachzugehen. Es ist die Zeit, in der Verantwortung für das erste eigene Haustier übernommen wird. In den meisten Familien beginnen die Eltern nach der Einschulung damit, ihrem Kind kleinere Haushaltspflichten zu übertragen. Die Kinder erhalten ihr erstes Taschengeld, um den Umgang mit Geld zu trainieren. Es ist also gar nicht so leicht, ein Grundschulkind zu sein.

Bedauerlicherweise muss man bereits in die Grundschulzeit viele Auffälligkeiten und häufige Erkrankungen der Kinder registrieren. Eine große Anzahl der Grundschüler macht durch Verhaltensauffälligkeiten auf sich aufmerksam. Die Zahl der Stresssymptome in der Grundschule wächst, es finden sich psychosomatische Erkrankungen wie Migräne und Angstzustände. Unter Umständen unterschätzen die Erwachsenen die Anstrengungen, die ein Kind in diesem Lebensabschnitt erlebt. Denn selbst das Spielen mit Freunden am Nachmittag dient letztlich der Entwicklung und ist keinesfalls bloße Erholung.

Motivation ja – Leistungsdruck nein

Der Zeitplan von Grundschulkindern gleicht nicht selten dem eines vielbeschäftigten Managers. Achten Sie besonders bei sehr aktiven und interessierten Kindern auf genügend Erholung.

Wenn Sie ein Grundschulkind in der Familie haben, fragen Sie sich, wann und wie Ihr Kind sich erholt. Geben Sie Ihrem Kind das Gefühl, dass Sie seine Anstrengungen wahrnehmen und achten. Bei auffallenden Verhaltensweisen oder häufigen Erkrankungen können verschiedene Ursachen vorliegen, die Sie nach und nach untersuchen sollten. Es könnte beispielsweise sein, dass Ihr Kind sich durch hohe Erwartungen in der Familie einem Leistungsdruck ausgesetzt fühlt, dem es nicht gewachsen ist. Nicht wenige Eltern entscheiden schon in der ersten Klasse, dass ihr Kind später ein Gymnasium besuchen soll. Dadurch wird es eingeengt und hat meistens sogar weniger Erfolg als möglich gewesen wäre, wenn es sich hätte frei entwickeln dürfen. Unter Umständen setzt es sich allerdings auch selbst unter Druck, weil es zum Beispiel ältere Geschwister hat, die gute Schüler sind, um den Großen nicht unterlegen zu sein. Aber auch ein gegenteiliges Verhalten kann das Kind in Bedrängnis führen. Eltern, die von vornherein darstellen, dass sie von ihrem Kind nicht viel erwarten, nehmen ihm jegliche Motivation zur Leistung.

Es gibt noch weitere Überforderungen. Manche Eltern erwarten einfach zu viele Aktivitäten außerhalb der Schulzeit. Nicht für jedes Kind ist es möglich, mehreren anstrengenden Hobbys nachzugehen. Manche brauchen nach dem Vormittag in der Schule und den Hausaufgaben einfach Zeit, um zu sich selbst zu finden. Dauerbeschäftigung führt zwar dazu, dass keine Zeit für Dummheiten bleibt, verhindert aber gleichzeitig, dass Ihr Kind die Fähigkeit entwickelt, sich selbst zu beschäftigen und sich eigene Aufgaben zu suchen.

Pausen sind notwendig und müssen sein!

In manchen Familien wird außerdem den Hausaufgaben ein zu großer oder auch zu geringer Stellenwert eingeräumt. So kann es passieren, dass Ihr Kind entweder zu lange über den Aufgaben trödelt oder sie unter Zeitdruck zwischen Einkaufen und Sportverein erledigen muss. Hausaufgaben sind jedoch ein wichtiger Bestandteil des Schulbesuchs, und Sie können von der Lehrkraft Ihres Kindes erfahren, wie lange und intensiv das Kind sich mit ihnen auseinander setzen sollte. Wenn Sie in dieser Frage unsicher sind, nutzen Sie einen Elternsprechtag, um sich zu informieren.

Bedenken Sie in diesem Zusammenhang, dass Großeltern und Freunde Ihr Kind ebenfalls unter Leistungsdruck setzen können. Auch in Ihrem Kind selbst können Ursachen für eine Überlastung liegen. Kann es mit den eigenen Fehlern umgehen? Hat Ihr Kind ausreichend Selbstwertgefühl, um sich den Anforderungen der Schule gewachsen zu fühlen? Fehlt ihm vielleicht ein wenig an sozialer Kompetenz und erlebt daher Ausgrenzung?

Wenn die Schule stresst
Natürlich gibt es auch auf Seiten der Schule viele Momente, die zu Stress und Belastung führen können. Ein wichtiger Faktor kann vorliegen, wenn das Kind und die betreffende Klassenleh-

rerin oder der Klassenlehrer kein Vertrauensverhältnis zueinander entwickeln können. Das Grundschulkind hat normalerweise ein enges Verhältnis zur Lehrperson, und viele Kinder strengen sich ganz besonders an, um zu gefallen. Diese Motivation nimmt mit zunehmendem Alter der Kinder ab, doch ist sie in den ersten beiden Schuljahren noch weit verbreitet und auch nicht unbedingt schädlich. Erfährt es hingegen keine Anerkennung von der Lehrerin beziehungsweise dem Lehrer, kann das Lernverhalten darunter sehr leiden.

Wenn schulbegeisterte Kinder mit einem Mal nur noch ungern die Schule besuchen, könnte die Ursache im Klima der Schule oder der Klasse liegen.

Störungen können außerdem durch die Mitschüler auftreten. Manche Grundschüler sind wahre Rabauken, die Ihrem Kind unter Umständen sehr zusetzen. Selbst Erpressung und Waffengewalt sind inzwischen auf Schulhöfen der Kleinen zu finden. Gerade wenn Ihr Kind plötzlich verschlossen und ängstlich ist und häufig direkt vor der Schule Krankheiten hat, die nachmittags wie weggeblasen sind, könnte die Ursache vielleicht im Klima der Klasse oder Schule zu finden sein. Vielleicht braucht es aber einfach ein wenig länger, um sich an die veränderte Situation zu gewöhnen – forschen Sie nach!

Die Neun-Jahres-Krise

Eine besondere Beachtung in diesem Lebensabschnitt verdient die so genannte Neun-Jahres-Krise. Vielen Eltern kommt ein neunjähriges Kind vor, als steckte es bereits mitten in der Pubertät. Im zehnten Lebensjahr durchläuft das Kind einen regelrechten Schub der Ablösung. Es beginnt, die Welt der Erwachsenen kritisch zu beobachten und stellt zum ersten Mal in Frage, was Eltern und andere Autoritäten ihm erzählen. Es entwickelt einen eigenen Wertekatalog und befasst sich zum ersten Mal eigenständig mit Begriffen wie Gerechtigkeit, Fairness, Wahrheit usw. Manche Eltern müssen sich jetzt harte, unangenehme Kritik vom Kind gefallen lassen. Es stellt hohe Ansprüche an

Umgang und Benehmen der anderen, obwohl es diesen manchmal selbst nicht gerecht werden kann.

Jetzt ist die Zeit, in der Erwachsene zum ersten Mal vom Kind entthront werden, wobei es für das Kind wichtig ist, dass die Eltern glaubhaft bleiben. Seien Sie ehrlich zu Ihrem Kind, und verschweigen Sie ihm nichts, was es schon verarbeiten kann. Das würde Ihnen unweigerlich als Vertrauensbruch ausgelegt. Es zu schonen, indem man seine eigenen Gefühle vor ihm verbirgt oder gar die Unwahrheit sagt, führt in dieser Phase dazu, dass das Verhältnis zwischen Eltern und Kindern dauerhaft getrübt werden kann. Eltern müssen in dieser Phase lernen, dass das Kind ein Recht hat, Erwachsene zu kritisieren. Wenn die Mutter zu viel raucht, darf es diese Tatsache auch zur Sprache bringen, und wenn der Vater am Wochenende zu faul für Ausflüge ist, wird das gesunde Kind in diesem Alter es benennen und kritisieren wollen. Die Neun-Jahres-Krise stellt Familien vor die Aufgabe, Gleichberechtigung in die Tat umzusetzen.

Im Alter von etwa neun Jahren beginnen Kinder das erste Mal, die Welt der Erwachsenen und damit ihre Eltern bewusst zu kritisieren.

Auch die große Politik wird langsam interessant und Fragen nach dem Sinn von Kriegen und Hungersnöten entstehen. Kinder erleben dadurch eine gewisse Verunsicherung, denn sie erfahren zum ersten Mal, dass das Leben kein Paradies ist, und Eltern sind verwirrt, weil die Kinder ihnen nicht mehr blind vertrauen. Offenheit und Toleranz sind in dieser Phase wichtig, damit die komplette Ablösung in der bevorstehenden Pubertät erfolgreich verlaufen kann. Es ist selbstverständlich, dass ein Kind in der Neun-Jahres-Krise Mühe hat, seine innere Ruhe zu bewahren. Welcher Grund auch immer vorliegt, wenn ein Grundschulkind Stress empfindet, Entspannung wird auf jeden Fall dabei helfen, den Druck zu mindern. Die folgenden Übungen sind bestens geeignet, um einem Grundschüler zur Ruhe zu verhelfen.

Das Atembild

Das Schreiben der ersten Buchstaben und Wörter ist für einen Erstklässler eine aufregende Sache. Beobachten Sie einmal den Atemrhythmus Ihres Kindes beim Schreiben: Wenn ein Kind schreibt, hält es oft die Luft an, wobei gleichzeitig Hand und Arm verkrampfen. Die Anspannung wirkt sich auf seinen gesamten Körper aus und spiegelt sich deutlich in seinem Gesicht wieder. Die Folge ist, dass das Kind schneller ermüdet und sich nicht mehr konzentrieren kann. Bis das Schreiben von einzelnen Buchstaben zu einer fließenden Bewegung gar ganzer Wörter wird, müssen die kleinen Erstklässler ausreichend üben. Das Schreiben wird gleich wesentlich einfacher, sobald die Atmung gleichmäßig weiterfließen kann. Ein bewusstes Atmen in den Bauch wirkt der Anspannungsreaktion entgegen. Hand und Arm bleiben entspannt, das Gehirn wird besser mit Sauerstoff versorgt und die Schreibübungen gehen dem Kind leichter von der Hand. Die folgende Übung hilft Ihrem Kind, beim Schreiben das Luftholen nicht zu vergessen, es lernt, seine Atmung bewusst wahrzunehmen und kann sich selber gezielt mit der Bauchatmung unterstützen.

Vorbereitung

Material
- unliniertes DIN-A4-Papier
- Bunt- oder Bleistifte
- ruhige Hintergrundmusik

Für diese Übung benötigen Sie unliniertes DIN-A4-Papier und einige Bunt- oder Bleistifte. Verteilen Sie mit Ihrem Kind Punkte als Bahnhöfe von eins bis zwanzig willkürlich auf dem Papier. Ihr Kind soll die Bahnhöfe später der Reihe nach mit Linien verbinden, wobei es zur Aufgabe hat, nur beim Ausatmen die Striche zu ziehen. Atmet es ein, bleibt der Stift stehen oder wird angehoben. Ist die Entfernung zwischen zwei Punkten größer, muss es unter Umständen ein zweites oder drittes Mal ein- und wieder ausatmen. Während der Ausatemphase kann Ihr Kind zur bewussteren Kontrolle ein »Tschschscht-Laut« machen.

Nach und nach entsteht so auf dem Papier ein Slalom- oder Zick-Zack-Muster. Am Ende der Übung kann das Muster ausgemalt werden. Mit jedem weiteren Atembild kommt ein neues Muster dazu. Sie können bei dieser Übung ruhige Musik im Hintergrund laufen lassen oder aber auch die folgende kleine Geschichte dazu vorlesen:

Die alte Dampflok

Stell dir vor, du bist eine alte Dampflok. Die Eisenbahn muss den Fahrplan einhalten und alle zwanzig Bahnhöfe der Reihe nach abfahren. Dafür suchst du dir einen Buntstift mit dem du die Strecke auf dem Papier abfährst. Beim Zeichnen der Strecke mit dem Stift sollst du auf deine Atmung achten. Immer wenn du ausatmest, zeichnest du die Linie, welche die Dampflok gerade fährt. Ist der Weg etwas weiter, musst du noch ein zweites oder drittes Mal Luftholen, um weiterzeichnen zu können. Beim Einatmen bewegt sich dein Stift nicht über das Papier. Hol zu Beginn deiner Fahrt zweimal ganz tief Luft, so dass dein Bauch ganz rund wird. Wie eine richtige Dampflok machst du »Tschschscht«, wenn du ausatmest. Dein Stift fährt dabei bis zum nächsten Bahnhof. Wenn du alle Bahnhöfe mit deiner alten Dampflok anfährst, entsteht ein schönes Muster auf dem Papier. Überleg dir am Schluss, wie du die Bahnhöfe beim nächsten Mal verteilen kannst, um ein anderes Muster zu bekommen.

Tipp für das Kind

Wenn es in der Schule oder bei den Hausaufgaben mal wieder besonders schwer und anstrengend für dich ist, erinnere dich an die alte Dampflok, und achte auf deine Atmung. Atme ganz ruhig und tief bis in den Bauch ein und wieder aus. Dadurch gibst du deinem Körper neue Kraft und Energie. Dein Kopf kann wieder besser denken, und die Aufgaben sind leichter zu lösen.

Bewusstes tiefes Atmen in den Bauch wirkt Anspannungsreaktionen entgegen.

Farbmeditation

Grundlage der folgenden Übung ist, durch die Visualisierung von inneren Bildern abzuschalten und dadurch zur Ruhe zu kommen. Die Farbmeditation wirkt entspannend, fördert die Fantasie und Konzentrationsfähigkeit Ihres Kindes. Mit Hilfe der Entspannungsübungen entwickelt es die Fähigkeit, sich nicht von außen ablenken zu lassen. Es lernt, mit seinen Gedanken an einer Sache festzuhalten.

Die positive Wirkung von Farben ...

Farbmeditation in Form von Visualisierung entspannt und fördert die Konzentration. Machen Sie Ihre und die Welt Ihres Kindes bunt.

... auf die menschliche Psyche fördert die Entspannung. Farben lösen Reize im menschlichen Gehirn aus, die für unser Wohlbefinden verantwortlich sind. Im alten Ägypten schmückten die Priester und Heiler die Tempel mit verschiedenfarbigen Räumen aus. Dabei sollte die jeweilige Farbe die Heilungsprozesse bestimmter Erkrankungen unterstützen.

Die Farben unserer natürlichen Umwelt sind wichtig für unsere Seele. In der Natur gibt es jeden möglichen Farbton. Orange und Gelbtöne wirken wärmend und anregend. Das Sonnenlicht hebt die Stimmung, auch wenn der Himmel bewölkt ist. Die Menschen sind im Sommer aktiver als in den Wintermonaten. Das Grün von Wiesen und Bäumen entspannt und beruhigt die menschliche Psyche. Ein Spaziergang im grünen Wald wirkt erholend und kräftigend. Das Blau vom Wasser wirkt kühlend und beruhigend. Denken Sie nur an ein erfrischendes Bad in der See oder an die Aussage: »Wir verlieren uns im Blau des Meeres«. Es reicht bereits allein die Vorstellung einer Farbe, um unsere Gehirnströme zu beeinflussen. Ihr Kind wird während der Meditation ohne großes Dazutun die Farben wählen, die für seine Seele wichtig sind. Vielleicht haben Sie Lust, Ihr Kind auf diese Reise ins Land der Farben zu begleiten?

Vorbereitung

Wählen Sie mit Ihrem Kind gemeinsam einen Zeitpunkt für die zehn- bis fünfzehnminütige Farbmeditation. Suchen Sie sich einen ruhigen, kuscheligen Platz. Im Sommer können Sie die Meditation auch sehr gut draußen durchführen.

Schließen Sie die Augen, und atmen Sie einige Male tief ein und aus. Wie bei allen Entspannungsübungen ist es gut, die Atmung bewusst wahrzunehmen. Atmen Sie ruhig und bewusst. Auf diese Weise übertragen Sie indirekt Ihren Atemrhythmus auf den Ihres Kindes. Überstürzen Sie aber bitte den Einstieg nicht. Erst wenn Sie wie auch Ihr Kind sich wohlfühlen, beginnen Sie:

Ablauf

Ihr Kind wählt nun eine Farbe aus und stellt sich die verschiedensten Dinge in dieser Farbe vor. Das kann es für sich alleine tun, es kann Ihnen aber auch aufzählen, an was es denkt. Vielfalt und Reihenfolge der Farben können Sie beziehungsweise Ihr Kind frei wählen. Wichtig ist, dass Ihr Kind bei seiner Aufzählung einige Zeit bei einer Farbe verweilt.

Material
- unliniertes DIN-A4-Papier
- Bunt- oder Filzstifte

Beispiel: Welche Ideen oder welche Bilder haben Sie und Ihr Kind zur Farbe Grün? Wechseln Sie sich bei der Aufzählung ab. Gemeinsam überlegen Sie, was Ihnen zur Farbe Grün einfällt. Dies könnte ein Apfel, ein Baum, eine Wiese, das Auto des Nachbarn, der grüne Pullover oder vielleicht das grüne Sofa der Oma sein. Ihr Kind braucht Zeit, um die Bilder vor seinem inneren Auge zu entwickeln. Durch Fragen können Sie es dabei unterstützen. Fragen Sie Ihr Kind, wie der Apfel genau aussieht, wo er sich befindet, wonach er riecht. Geben Sie ihm die Möglichkeit, die Bilder seiner Fantasie ausführlich zu beschreiben. Vielleicht entwickelt es daraus sogar eine ganz persönliche Bildergeschichte.

Schluss

Im Anschluss an die Meditation sollte Ihr Kind die Möglichkeit haben, ein Bild mit seinem Lieblingsmotiv zu zeichnen. Oder Sie lassen – im Stil der modernen Kunst – die verschiedenen Farbtöne flächenweise auf das Papier malen. Vor dem Einschlafen kann Ihr Kind übrigens, nach etwas Übung, eine solche Farbmeditation alleine machen und wird dabei sanft in seine Traumwelt hinübergleiten.

Geschichte zur Guten Nacht – Kugelfisch Merlin

In dieser Gute-Nacht-Geschichte geht es auch um entspanntes Atmen.

Diese Gute-Nacht-Geschichte besteht aus mehreren Teilen, die Sie leicht auf eine ganze Woche aufteilen können. Die Stellen, an denen eine Unterbrechung am sinnvollsten ist, sind im Text vermerkt. Lesen Sie Ihrem Kind die Geschichte erst kurz vor dem Schlafen vor:

Merlins Abenteuer im Traumsee

Kennst du den Kugelfisch Merlin? Er schwimmt jeden Tag vergnügt durch den See, in dem er zu Hause ist. Unter Wasser fühlt er sich richtig wohl. Er freut sich an all den Farben, die er sieht, und am meisten liebt er es, wenn die Sonnenstrahlen durch das Wasser bis zu ihm dringen und ihn an den Flossen kitzeln. Merlin wartet bereits in einer Höhle auf dich. Hol zweimal ganz tief Luft, so dass dein Bauch aussieht wie ein großer dicker Kugelfisch. Kann es losgehen?

Die Höhle von Merlin ist an der tiefsten Stelle im See. Nur wenn die Sonne direkt über dem See steht ist es hier so hell, dass Merlin sogar blinzeln muss, wenn er hinausschwimmt. Jetzt, am Abend sind die Sonnenstrahlen ganz schwach, und Merlin schwimmt los, um seine abendliche Runde zu drehen.

Möchtest du ihn begleiten? Atme ruhig aus und schwimm mit Merlin durch den Traumsee. Als Erstes will Merlin die wunderschöne Auster besuchen. Die Auster ist eine sehr große Muschel, die in ihrem Inneren einen Schatz versteckt hat. Die Auster erzählt Merlin, was sie heute so alles im Traumsee erleben konnte.

Sie hat Besuch von ihrer Freundin, der Moräne bekommen. Die Moräne ist sehr elegant und vornehm. Sie schlängelt sanft durch die Wellen und hat es nie eilig. Ihr schmaler Körper passt durch jede Lücke in den Steinen. Heute hat die Auster der Moräne ihren Schatz gezeigt. Majestätisch hat sie sich geöffnet, und das Sonnenlicht hat sich in der wunderschönen, runden Perle gespiegelt. Immer wenn das Wasser sich bewegte, schillerte die Perle in vielen verschiedenen Farben – ganz sanft und zart. Die Moräne ist vor Verzückung Kreise vor der Auster geschwommen. Immer rund herum, schön und edel. Merlin bläst sich jetzt richtig vor der Auster auf, um zu zeigen, wie schön rund er sein kann. Die Auster lächelt glücklich und begibt sich zur Ruhe. In ihrem Inneren trägt sie das Schönste, was Merlin je gesehen hat. Merlin wünscht der Muschel noch einen schönen Abend und schwimmt weiter.

Die Auster erzählt von ihrer Freundin, der Moräne.

– Morgen geht es weiter. –

Eine große alte Baumwurzel liegt auf dem Seeboden. Auf der Baumwurzel wächst ein dichter grüner Algenteppich. Die Algen auf dem Holz schmecken Merlin besonders gut. Er knabbert so lange daran herum, bis er keinen Hunger mehr hat. Mit einem zufriedenen satten Gefühl in seinem Kugelbauch schwimmt Merlin weiter. Atme jetzt tief in deinen Bauch ein und atme ganz langsam wieder aus. Was liegt denn da? Der Kugelfisch schwimmt auf eine rostige Dose zu. Er klopft mit seinem Maul

an die Dose und einige Luftblasen steigen nach oben. Ein grau
gesprenkelter Krebs kommt aus der Dose gekrabbelt. Der Krebs
freut sich, Merlin zu sehen. Er hatte gerade einen sehr schönen
Traum gehabt und ist noch völlig benommen. Doch er will
Merlin unbedingt von seinem Traum erzählen.

Schließe deine Augen, und stell dir die Traumhöhle des Krebses vor.

Er träumte von einer wunderschönen Höhle aus Stein. Die
Höhle liegt an einer flachen Stelle des Sees. Dort ist es warm
und hell. Der Eingang der Höhle ist mit Schlingpflanzen be-
wachsen, die sich sanft von der einen Seite auf die andere wiegen. Merlin wiegt sich beim Gedanken an die Pflanzen selbst
ein wenig hin und her. Wenn jemand in die Höhle hinein
schwimmt, fühlt er sich sofort ganz sicher und geschützt. Sie ist
nicht zu klein und nicht zu groß. Das Wiegen der Pflanzen vor
dem Eingang beruhigt. Das Sonnenlicht, das durch das Grün
hindurchschimmert, gibt Kraft und Wärme. Der Krebs seufzt.
Er möchte so gerne schon bald in eine Höhle ziehen. Merlin
tröstet ihn. Bald wird es soweit sein. Und Merlin freut sich darauf, sich dann zwischen den Algen am Eingang mit den Wellen
zu wiegen, wenn er den Krebs besucht. Der Krebs krabbelt wieder zurück in seine Dose. Er schläft gerne und freut sich darauf,
was der nächste Tag ihm bringt.

– Morgen geht es weiter. –

Merlin schwimmt ganz vorsichtig auf den wunderschönen grünen Wald aus Wasserpflanzen zu. Er ruht sich einen Moment
aus. Er atmet tief das frische klare Wasser ein und aus. Atme
mit Merlin einen Moment durch die Nase ein und durch den
Mund wieder aus. Zufrieden schwimmt Merlin weiter bis zu
einem kleinen Spiegel, der im Sand steckt. Merlin betrachtet
sein Spiegelbild und schneidet merkwürdige Grimassen, so
lange bis er vor Lachen nicht mehr kann. Aufgemuntert

schwimmt Merlin zur Höhle seiner Freundin Amelie. Gemeinsam schwimmen sie hin und her. Jeden Abend wieder probieren sie, wer von beiden sich geschickter durch das Wasser des Traumsees bewegen kann. Doch schon bald ist Amelie müde und schwimmt zurück in ihre Höhle.

Merlin aber gleitet weiter durch das Wasser. Er entdeckt eine Seepflanze mit blauem Stiel und roten Blättern, die wie dünne, schmale Ärmchen aussehen – Tentakeln. Es ist eine prachtvolle Seeanemone, die sich auf einem Stein verankert hat. Merlin liebt den Anblick dieser seltenen Wasserblume. Die sanften Bewegungen des Wassers schaukeln ihre roten Tentakeln hin und her, ganz so, wie dein Atem sich sanft ein und aus bewegt.

Ruhig schwimmt Merlin weiter. Er taucht unter dem großen Schatten eines Hechts durch. Der Hecht tut so, als ob er Merlin gar nicht sieht. Er beobachtet Merlin nur aus dem Augenwinkel. Als der kleine Kugelfisch ihn begrüßt, huscht ein Lächeln über sein Gesicht. Merlin lädt den Hecht ein, ein Stückchen mit ihm zu schwimmen. Er will ihm seinen Schatz zeigen. Merlins Schatz liegt versteckt im weißen Sand. Zu zweit schwimmen der Hecht und Merlin zu dem golden Ring. Jeden Abend schaut Merlin sich den Ring verwundert an, wenn die Sonne einige ihrer Strahlen durch das Wasser schickt. Dann funkelt an einer Stelle des Rings ein kleines Steinchen so farbenprächtig wie der Regenbogen. Vor lauter Spannung vergessen Merlin und der Hecht das Luftholen und müssen erst mal wieder ganz tief ein- und ausatmen. Atme mit Merlin und dem Hecht ein und aus. Beim Ausatmen seufzen die Fische erleichtert auf. Der Hecht schwimmt zurück in sein Revier im Traumsee, und Merlin schwimmt weiter auf seiner Abendrunde.

– Morgen geht es weiter. –

Probier doch auch mal die eine oder andere Grimasse vor dem Spiegel aus.

Atme ganz ruhig und gleichmäßig ohne Geräusche durch die Nase ein und aus.

Ein Stück weiter trifft Merlin auf die Seepferdchen. Wie jeden Abend tanzen sie im türkisblau schimmernden Wasser. Die Seepferdchen sind sehr konzentriert bei der Arbeit. Sie üben für die Meisterschaften im Wasserballett. Merlin schaut dem fantasievollen Tanzen zu. Ohne dass er es merkt, schaukelt der kleine Kugelfisch sanft im Takt der Seepferdchen mit. Atme wieder im ruhigen Rhythmus ein und aus, so als ob dein Atem hin und her schaukelt.

Merlin kann erkennen, dass sie den komplizierten Hochzeitstanz einüben. Das größte Seepferdchen tanzt in einem Kreis, den die anderen Tänzer bilden. Es tanzt in kreisenden Bewegungen auf und ab. Dabei wird es immer langsamer und andächtiger. Als es fast still zu stehen scheint, schwimmt unter einer Ranke ein kleineres Seepferdchen hervor. Es trägt eine goldene Krone und stellt wohl die Braut dar. Sie schwimmt schnurgerade auf den Tänzer in der Mitte zu. Er freut sich, sie zu sehen. Die beiden legen ihre Lippen aufeinander und bilden so eine Einheit. Gemeinsam schwimmen sie jetzt Kreise, immer wieder rund herum und bewegen sich dabei immer weiter nach oben. Als sie fast die Wasseroberfläche erreichen, setzen sie ihren Tanz in die andere Richtung fort. Unten angekommen lassen sie sich auf den Boden des Sees sinken. Dort bleiben sie erschöpft und glücklich liegen. Merlin möchte nicht stören, so sehr bewundert er die Ruhe, die die beiden ausstrahlen.

– Morgen geht es weiter. –

Beschwingt schwimmt Merlin zur hellgrün glänzenden Wasserranke. Die Ranke ist sehr groß und reicht vom Boden des Sees bis an die Wasseroberfläche. Merlin umkreist die Ranke von unten bis oben. Es ist ein herrliches Gefühl. Kleine Luftblasen steigen auf, und kurz vor der Wasseroberfläche hält Merlin inne. Er fühlt sich dabei fast wie ein Seepferdchen. Ganz ruhig bleibt er im Wasser stehen, die kleinen Luftblasen kribbeln an seinem Bauch. Um das Kribbeln möglichst lange zu spüren, beschließt er, sich ein Weilchen treiben zu lassen.

Die Strömung trägt den Kugelfisch zu den Seerosen. Merlin kann die rosaroten Blumen an der Wasseroberfläche zwar nicht sehen, dafür hört er aber, wie an jedem Abend, den Frosch quaken. Der Frosch sitzt nämlich auf einem der großen Seerosenblätter in der Abendsonne und wärmt sich. Merlin schwimmt jetzt dicht unter der Wasseroberfläche weiter in Richtung Ufer. Die Zweige einer großen alten Weide hängen bis ins Wasser hinein. Der Wind bewegt die Äste sanft hin und her. Sowie dein Atem langsam ein- und ausgeht, hin und her – ein und aus. Merlin vergisst für einen Moment die Zeit und träumt mit geschlossenen Augen vor sich hin. Als er die Augen wieder aufmacht, ist das Wasser um ihn herum trübe.

Merlin schwimmt durch das aufgewühlte Wasser. Ein Karpfen gründelt im sandigen Uferboden des Teiches. Auf seiner Suche nach Futter wirbelt der alte dicke Karpfen den feinen Sand auf. Merlin freut sich, den alten Fisch zu sehen, der schon so lange im Traumsee lebt. Als Merlin und seine Geschwister noch kleine freche Fischkinder waren, sangen sie zusammen mit dem Karpfen schöne Lieder. Der alte dicke Karpfen ist jetzt zwar ruhiger, aber mit seinem wunderschönen Gesang bezaubert er immer noch alle Bewohner des Traumsees. Seine Konzerte bei Vollmond sind das Ereignis im Traumsee. Willst du wissen wie der Karpfen singt? Dann blubber mal, wenn du ausatmest eine Melodie: »Blubb ... blubb ... blubb ...«

– Morgen geht es weiter. –

Schließe deine Augen und kitzle dich ganz leicht am Bauch.

Achte wieder auf deine Atmung, wie die kühle, klare Luft durch die Nase in dich hineinströmt.

Als Nächstes schwimmt Merlin zur unterirdischen Quelle des Sees. Klares, frisches Wasser strömt ihm entgegen. Genüsslich badet er in der angenehmen warmen Strömung und fühlt sich danach ganz sauber und frisch. Merlin schwimmt wieder vorsichtig an die Wasseroberfläche. Schatten bewegen sich draußen am Ufer. Ob das die Menschen sind? Neben Merlin fällt ein Stein ins Wasser und sinkt langsam zu Boden. Auf der Wasseroberfläche bilden sich viele kleine Kreise. Die Kreise werden immer größer und vereinigen sich zu einer großen runden Welle. Merlin will die Welle fangen und schwimmt hinterher. Der Uferboden unter ihm wird steinig. Viele große und kleine Kieselsteine glitzern in der Abendsonne wie ein Sternenhimmel. Jeden Abend beendet der Kugelfisch seine Runde an diesem Kieselsteinfeld, bevor er zurückschwimmt. Merlin genießt die letzten Sonnenstrahlen beim Kieselfeld und lässt sich einfach weitertreiben. Schon ist die Sonne untergegangen, und der Mond ist deutlich am Himmel zu sehen. Erst als er sehr müde wird und gähnen muss, schwimmt er nach Hause zur Höhle, tief unten im Traumsee. Dort legt er sich mit seinem dicken Kugelbauch gemütlich in den Sand. Bevor er einschläft, beobachtet Merlin noch einen Schwarm Quallen. Vom Mondlicht erleuchtet treiben die durchsichtigen Wesen langsam durch das Wasser des Traumsees. Sie begegnen Merlin im Traum und nehmen ihn mit, weit hinaus in den See. Sie schweben mit ihm durch das warme Wasser, und ihre Körper berühren ihn mit sanftem Streicheln. Sie schaukeln ihn sanft hin und her und bringen ihn glücklich und erschöpft wieder nach Hause zurück.

Stell dir noch einmal Merlins Traumsee mit all seinen Bewohnern und geheimnisvollen Orten vor. Schließe jetzt deine Augen und beobachte noch einmal, wie die Luft durch deine Nase ein- und wieder ausströmt. Wie Wasser, das durch die Kiemen eines Fisches strömt. Ein und aus, ganz ruhig bis in den Bauch.

Wenn du Morgen wieder aufgetaucht bist, hast du vielleicht Lust, ein Bild des Traumsees, von Merlin oder was auch immer dir gut gefallen hat zu malen. Vielleicht erfindest du ja noch weitere Geschichten von Merlin und den Traumseebewohnern. Wird es mal wieder besonders schwer und anstrengend für dich in der Schule oder bei den Hausaufgaben, erinnere dich an Merlins Traumsee und achte auf deine Atmung. Wenn du ganz ruhig tief in den Bauch ein- und ausatmest, gibst du deinem Körper neue Kraft und Energie. Dein Kopf kann wieder besser denken, und die richtigen Lösungen fallen dir leichter ein.

Mandalas malen

Das Malen von Mandalas ist inzwischen weitgehend bekannt. Auch in den Schulen nutzen Lehrerinnen und Lehrer diese Technik, um den Schülern die Möglichkeit zu geben, Ruhe zu finden. Ein Mandala ist ein Bild in Form eines Kreises. Dieser Kreis besitzt zwei Spiegelachsen, das bedeutet, dass er insgesamt aus vier gleichen Teilen zusammengesetzt ist. Der Fachhandel hält Mandala-Malblöcke in den unterschiedlichsten Ausführungen und Schwierigkeitsstufen bereit.

Sie können das Mandala für Kinder ab etwa sechs Jahren einsetzen. Aber auch für ältere Kinder – und sogar für Erwachsene – wirkt diese Art zu malen entspannend, wenn sie richtig durchgeführt wird. Bevor Sie Mandalas zur Entspannung einsetzen, sollten Sie wissen, was es mit diesen Gebilden auf sich hat:

Was ist ein Mandala?

Das Mandala ist ein uraltes Symbol, das mit seiner Form im Unterbewusstsein des Menschen Geborgenheit und Sicherheit ausdrückt. Man kennt Mandalas bereits sehr lange und verwen-

Setzen Sie Mandalas immer dann ein, wenn Sie selbst wenig Zeit für die Entspannung Ihres Kindes haben, das Kind jedoch unruhig ist – bieten Sie in solchen Situationen das Malen an.

dete solche Formen beispielsweise auch als Fenster in Kathedralen. Das wohl bekannteste Mandala ist das große Glasfenster, für das die Kirche Notre Dame in Paris berühmt geworden ist.

Ablauf

Material
• Mandala-Malblock
• Buntstifte oder
Wassermalfarben
• eventuell ruhige
Hintergrundmusik

Ein Mandala sollte mit Buntstiften oder, wenn es groß genug ist, auch mit Tuschfarben ausgemalt werden. Zum Mandala als Fensterbild auf Seide kommen wir an späterer Stelle bei den Übungen für die Eltern. Verzichten Sie beim Aussuchen des Bildes auf alles, was auch nur im entferntesten Sinn reale Gegenstände abbildet. Ein Mandala hilft, den Kopf zu befreien. Deshalb ist es nicht nötig und auch nicht erwünscht, dass Personen, Fußbälle oder Tiere zu finden sind. Rein geometrische Formen erleichtern die Entspannung, weil sie keine störenden Gedanken hervorrufen.

Nach und nach werden die einzelnen Felder ausgemalt – und zwar ganz so, wie es gefällt. Ihr Kind soll nicht überlegen, ob ein rotes Feld gut wirkt, wenn es neben einem gelben steht. Es soll einfach die Farben wählen, die ihm gerade in den Sinn kommen. Wenn es auf die Idee kommt, das Mandala nicht bunt, sondern nur mit wenigen Farben oder in unterschiedlichen Helligkeitsstufen einer einzigen Farbe zu malen, ist dagegen absolut nichts einzuwenden.

Hinweis: Kritisieren Sie Ihr Kind nicht, versuchen Sie ebenfalls nicht, es zu beraten. Ihr Kind wird genau die Farben wählen, die seinem Gemütszustand gerade am besten entsprechen. Es handelt sich hier nicht um eine Fleißaufgabe und auch nicht um einen Kunstwettbewerb. Achten Sie bitte lediglich darauf, dass Ihr Kind das Mandala von außen nach innen malt. So wird das Gefühl unterstützt, sich auf diese Weise seinem inneren Kern zu nähern.

Spätestens nach dem dritten Mal wird Ihr Kind diese Übung sicherlich bereits ohne Ihre Hilfe durchführen können. Anhand des Mandalas können Sie übrigens beginnen, Ihrem Kind einen kleinen Teil der Verantwortung für seine eigene Entspannung zu übertragen. Erklären Sie ihm, dass es immer dann, wenn es meint, zur Ruhe kommen zu müssen, selbstständig ein Mandala malen kann. Sie geben ihm damit die Möglichkeit, seine Unruhe selbst zu bemerken und selbst einen kleinen Schritt dagegen zu unternehmen. Hat Ihr Kind ganz und gar keine Lust an diesem entspannenden Malen, können Sie die folgende Übung anbieten.

Das Ausmalen von Mandalas können Kinder bald auch alleine.

Entspannung zur Musik

Vorbereitung
Suchen Sie gemeinsam mit Ihrem Kind Entspannungsmusik aus. Gut geeignet sind zum Beispiel klassische Stücke von Wolfgang Amadeus Mozart, Leopold Mozart oder auch Franz Schubert – sehr empfehlenswert ist die »Winterliche Schlittenfahrt« von Leopold Mozart.

Ablauf
Hören Sie sich die Musik zuerst in einer ruhigen Stunde gemeinsam mit Ihrem Kind an. Erzählen Sie sich, was Sie beide beim Hören erleben. Bei der »Winterlichen Schlittenfahrt« sieht man den Wald mit den verschneiten Tannen geradezu vor sich, man hört den Kutscher mit der Peitsche knallen. Wenn Sie Meeresrauschen als Hintergrund für Ihre Reise wählen, können Sie sicher mit Ihrem Kind einen gemeinsamen Spaziergang am Strand erleben. Stellen Sie sich eine gemeinsame Reise vor, durch die die Musik Sie führt. Sprechen Sie auch nach der Musik über Ihre Reise, und tauschen Sie mit Ihrem Kind die

Vielleicht mag Ihr Kind die musikalische Reise auch einmal als Bild malen? Verbinden Sie so die entspannende Wirkung der Musik mit der des Malens.

Gedanken aus. Beim nächsten Mal ermuntern Sie Ihr Kind, einige Stationen der Reise zu malen, während die Musik läuft. So führen Sie das Kind schrittweise dazu, bestimmte Bilder mit der Musik zu verbinden. Sobald die Musik ertönt, kann es sich an einen schönen Ort träumen. Ist es erst einmal mit einer solchen Reise vertraut, kann es die Musik auch alleine hören und seine eigene kleine Traumreise unternehmen.

Wieder können Sie mit Hilfe der selbstständigen Durchführung dieser Übung Ihrem Kind einen Teil der Verantwortung übertragen. Außerdem kann es, wie beim Mandala, auch bei der Reise zur Musik sein eigenes Übungsprotokoll führen.

Entspannung für
ältere Kinder

Viele unterschätzen die Entwicklung in
der Vorpubertät. Dabei gerät schon durch
die 9-Jahres-Krise das Weltbild eines Kindes stark ins Wanken. Ein Kind, das seine
inneren Ruhe selbstständig finden und
auch teilweise erhalten kann, hat Vorteile
denen gegenüber, die den körperlichen,
seelischen und geistigen Veränderungen
hilflos gegenüberstehen.

Schwierige Zeit der Vorpubertät

Dieses Kapitel befasst sich mit Kindern von zehn bis dreizehn Jahren. Es ist die Zeit, in der Eltern schon manchmal den Eindruck gewinnen können, ihre Kinder seien jetzt bald erwachsen. Diese Zeit ist allgemein als Vorpubertät bekannt. Mädchen beginnen etwa ein bis zwei Jahre eher zu pubertieren als Jungen.

In der Vorpubertät setzen bei Jungen wie auch Mädchen große körperliche Veränderungen ein. Mit einem Mal wird es äußerst schwierig, mit überlangen Gliedmaßen ganz normale oder gar ästhetische Bewegungen auszuführen. Vieles muss fast wieder von Neuem gelernt werden.

Die körperlichen Veränderungen, die die Kinder in den folgenden Monaten und Jahren erfahren, sind belastend und können das Selbstwertgefühl sehr ins Wanken bringen. Bei beiden Geschlechtern setzt jetzt ein enormes Wachstum ein, besonders die Jungen haben schwer daran zu tragen, dass ihr Körperbau mit einem Mal eher einem Affen als einem Menschen gleicht. Bartflaum entstellt das Jungengesicht, statt es maskulin aussehen zu lassen, und der Beginn des Brustwachstums bei Mädchen ist oft von der Angst begleitet, der Wachstumsprozess könnte unregelmäßig verlaufen oder zu früh oder zu spät enden. Ein junger Mensch weiß schließlich nicht, wie das Ergebnis dieser Veränderungen aussehen wird.

Die Vorpubertät ist zugleich häufig vom Konkurrenzkampf der Jugendlichen untereinander begleitet. Das allein löst Drucksituationen aus, die durch Entspannung aufgefangen werden können. Zudem entwickeln sich die Bedürfnisse der Geschlechter auseinander. Immer wieder wird beobachtet, dass männliche Kinder ein stärkeres Revierverhalten ausprägen und sich stärker an der Gruppe orientieren als Mädchen. Diese ziehen es vor, sich mit emotionalen Fragen zu befassen und treiben eher aktive Problemlösung als ihre männlichen Altersgenossen. Es stellt sich die Frage, ob es wirklich günstig ist, gerade in dieser Zeit des körperlichen Umbruchs auch den Wechsel zur weiterführenden Schule bewältigen zu müssen.

Schulische Veränderungen

Nach der vierten Klasse bekommt das Kind zum ersten Mal eine Art Beleg über seine schulischen Leistungen, die erste Weichen für das spätere Leben stellen. Ein Kind, das mit dem Gedanken liebäugelte, das Gymnasium zu besuchen, leidet innerlich vielleicht mehr als erwartet unter dem Besuch der Gesamtschule. Außerdem sind mit dem Schulwechsel viele Veränderungen verbunden, die von ihm als nachteilig empfunden werden können, wie etwa der unter Umständen längere Schulweg mit dem Bus. Aber auch die neuen Leistungsanforderungen in der Orientierungsstufe können im Kind Versagensängste hervorrufen.

> Die körperlichen wie auch schulisch bedingten Veränderungen stellen Kinder in der Vorpubertät vor nicht zu unterschätzende Probleme. Meist schaffen sie diese Zeit mit Bravour, doch manchmal beginnt die Pubertät auch mit Kreislaufproblemen und Depressionen, ob der schwer »verdaulichen« allgegenwärtigen Veränderungen.

Die beginnende Geschlechtsreife

Die Veränderungen betreffen jedoch nicht nur schulische Aspekte. Obwohl noch Kinder vor uns stehen, entwickeln diese doch scheinbar über Nacht erwachsene Merkmale. Jungen erleben in diesem Alter den ersten Samenerguss, Mädchen bekommen ihre erste Regelblutung. Allein diese Einschnitte können belastend wirken. Bei vielen taucht parallel zur beginnenden Geschlechtsreifung die Frage danach auf, ob auch alles mit ihnen in Ordnung sei. Funktioniert mein Körper richtig, werde ich ein richtiger Mann, eine richtige Frau sein? Und wenn Sie an das Ende Ihrer eigenen Kindheit zurückdenken, kennen Sie vielleicht auch den Gedanken: »Ich will das alles nicht, alles soll so bleiben, wie es bisher war.«

Die körperlichen Veränderungen auf Grund der beginnenden Geschlechtsreife können von den Kindern als sehr schockierend empfunden werden.

Auf der Suche nach Orientierung

In diesem Alter suchen die Kinder verstärkt nach einer Orientierung, überprüfen die Werte der Erwachsenen ganz genau auf ihre Gültigkeit und sind hin und her gerissen zwischen Legosteinen und dem ersten Discobesuch. Wenn Ihr Kind Antriebslosigkeit entwickelt, sich zu nichts mehr richtig aufraffen kann und freudlos wirkt, kann eventuell eine Depression vorliegen. In der Pubertät sind diese Symptome relativ häufig, bewirken allerdings bei richtigem Umgang mit ihnen meist keine Spätfolgen.

Noch Kind, aber gleichzeitig doch schon so erwachsen – oder »nicht Fisch, nicht Fleisch«. Der Übergang von der Kindheit in die Welt der Erwachsenen kann Kinder verzagen lassen. Umso wichtiger wird dann die Unterstützung aus der Familie.

Als Eltern können Sie Ihrem Kind helfen, indem Sie sorgsam darauf achten, ob sich eine Depression andeutet. Kommt Ihnen Ihr Kind einfach nur faul und aufsässig vor – schauen Sie ein zweites Mal genau hin. Schon manch eine Depression wurde nicht erkannt, weil sie nur zu gut in das Bild des nichtsnutzigen Teenagers passte. Einfache Mittel können, wenn sie gleich zu Beginn der Symptome eingesetzt werden, Abhilfe oder Milderung schaffen. Schicken Sie Ihr Kind an die frische Luft, sorgen Sie für ausreichend Flüssigkeitszufuhr und eine gesunde, vor allem vitaminreiche Kost. Gerade in diesem Alter beginnt eine ungesunde Lebensführung, die sich nicht nur negativ auf die körperliche Entwicklung, sondern auch auf die Psyche auswirkt.

Abgrenzung – aber bitte mit Kontakt

Allgemein herrscht die Ansicht, dass Kinder, je älter sie werden, immer größeren Abstand von den Eltern suchen. Ganz so einfach ist die Sache allerdings nicht. Kinder grenzen sich zwar von den bisherigen Autoritäten, also den Eltern ab, zur Abgrenzung ist jedoch gleichermaßen der Kontakt wichtig, damit die Kinder sehen, wo die Grenzen gezogen werden sollen. Mit Kontaktverweigerung hat das nichts zu tun. Vielmehr ist inzwischen erwiesen, dass Kinder, die wenig Umgang mit den Eltern pflegen, viel eher Schwierigkeiten in der Abgrenzung und damit auch in der Entwicklung einer eigenen Persönlichkeit haben können. Am besten ist dieses Problem dort zu sehen, wo nur ein Elternteil das Kind aufzieht und der Kontakt zum anderen Elternteil nicht stattfindet. Besonders in der letzten Phase der Kindheit ist es wichtig, dem Kind in all seiner Zerrissenheit zu zeigen, dass die Eltern feste Ansprechpartner und ein verlässlicher Kontakt bleiben. Wenn Sie sich diese These zu Eigen machen, wird es Ihnen sicherlich selbst in dieser schwierigen Phase gelingen, mit Ihrem Kind gemeinsam Waldläufe zu unternehmen, Teestunden abzuhalten und Urlaubsreisen zu genießen. Natürlich soll das Kind nicht gegängelt oder eingesperrt werden. Die Bedeutung der Betreuung durch die Eltern hat sich verändert, die Bedürfnisse des Kindes haben sich geändert. Keinesfalls jedoch sind die Eltern unwichtiger als vorher – und die Arbeit für Sie als Eltern wird auch nicht weniger.

Für die Entwicklung einer eigenen Persönlichkeit ist die nach und nach zu vollziehende Abnabelung von den Eltern wichtig – mindestens genau so wichtig bleibt aber nach wie vor der verlässliche Kontakt zwischen Kindern und Eltern.

Vorbildfunktion der Eltern

Um die folgenden Übungen möglichst gut nutzen zu können, kann es durchaus sinnvoll sein, wenn auch Sie sich mit Entspannung befassen oder zumindest mit Ihrem Kind gemeinsam üben. Ein Vorbild, das nicht auf sein eigenes Leben anwendet, was es vom Kind verlangt, wird in diesem Alter nicht mehr akzeptiert werden. In dieser Phase kann es bereits geschehen, dass ein Kind in seiner Suche nach Orientierung und Ruhe Suchtmittel testet. Auch das Abrutschen in extreme Jugendgruppen politischer oder religiöser Ausrichtung stellt eine ernstzunehmende Gefahr dar. Ein Mensch in der Vorpubertät braucht innere Ruhe, Anerkennung und Hoffnung für die Zukunft. Findet er diese Faktoren im Elternhaus, ist das Risiko geringer, woanders danach zu suchen. Es mag sich sehr negativ anhören, aber die Wirtschaft, die Hersteller von Suchtmitteln und viele zwielichte Institutionen sind darauf aus, Kinder als spätere Konsumenten und Gefolgsleute zu gewinnen. Nur Sie als Eltern können dagegen ankämpfen. Es sollte jedoch ein stiller Kampf der beständigen Aufmerksamkeit und der Zuwendung sein, gemeinsame Entspannung und eine ruhige, ausgeglichene Familienatmosphäre tragen positiv dazu bei.

Hilfestellungen für die Schule

So ein Stress! Wenn »das Brett vor dem Kopf« verschwinden muss.

Ein Test oder eine Klausur setzt viele Schulkinder unter Stress. Das Herz pocht, der Kopf tut weh, und alles Wissen ist wie weggeblasen. Es kommt zu einer Denkblockade, das Gehirn kann die gewünschten Informationen auf Grund der Stresshormone nicht zur Verfügung stellen. Schnell braucht das Kind wieder einen klaren Kopf. Die nachstehenden Übungen geben Ihrem Kind die Möglichkeit, sich in diesen Momenten selbst zu helfen. Neben der Hilfestellung in Prüfungssituationen erleichtern sie ebenfalls die Aufnahme von Lerninhalten, da sie beide Gehirnhälften miteinander verbinden. Das Zuhören, Wahrnehmen und Lernen wird einfacher, da Areale der linken und rechten Gehirnhälfte aktiviert und miteinander verknüpft werden – der ganze Kopf denkt.

Bewegung stimuliert den Energiefluss
Die Grundlage für die folgenden Übungen stammen aus der *Kinesiologie,* der Lehre von der Bewegung. Durch bestimmte Bewegungsabläufe werden entsprechende Muskeln und auch Nerven des Körpers stimuliert. Diese Stimulation regt ihrerseits den Energiefluss im Körper an. Beeinflusst werden dadurch geistige Vorgänge, wie das Denken und Fühlen, sowie körperliche Funktionen der Muskeln und Organe. Der Mensch wird insgesamt leistungsfähiger und kann sich außerdem besser konzentrieren.

Gehirngymnastik

Die Überkreuzbewegung

Aus der Entwicklungslehre ist bekannt, dass durch das Krabbeln des Kleinkindes die linke und rechte Gehirnhälfte miteinander verbunden werden. Diese Überkreuzbewegung des Krabbelns trainiert beim Kleinkind unter anderem das räumliche Sehen und die Motorik. Die Verbindung beider Gehirnhälften fördert das Lese- und Rechtschreibverständnis, Sprache kann besser aufgenommen und verarbeitet werden.

Ablauf

Das Kind stellt sich locker aufrecht hin und soll nun Hand und Knie überkreuz zusammenführen: Die linke Hand wird zum rechten Knie geführt, dabei wird das Knie angehoben und kommt der Hand entgegen. Anschließend wandert die rechte Hand zum linken Knie. Die Wechsel zwischen rechts und links sollten so zügig wie möglich erfolgen, ohne dabei das Gleichgewicht zu verlieren. Bei Problemen mit dem Gleichgewicht kann eine Seite mehrmals nacheinander wiederholt werden, oder Sie erlauben Ihrem Kind zunächst einmal mit den Händen nur die Oberschenkel zu berühren.

Die Bewegungsübungen können Sie gut an den Anfang einer Entspannungsübung stellen.

Variation

Noch ruhiger wird der Übungsablauf, wenn Ihr Kind die Übung im Liegen durchführt. Geübte Kinder können dann später im Stehen Hände und Füße zusammenführen oder den jeweiligen Ellenbogen mit dem gegenüberliegendem Knie.

Die liegende Acht

Diese Übung stellt ebenfalls die Verbindung zwischen beiden Gehirnhälften her und kann im Stehen oder auch im Sitzen durchgeführt werden. Lassen Sie Ihr Kind mit der linken beziehungsweise der rechten Hand vor dem Körper eine liegende Acht (das Unendlichzeichen) in die Luft malen. Die Augen folgen dabei der Bewegung der Hand. Diese zusätzliche Augenbewegung unterstützt den Effekt und entspannt gleichzeitig die Sehmuskulatur.

Ablauf

Die Augen folgen konzentriert der Bewegung der Hand.

Das Kind streckt den linken Arm in Augenhöhe aus, der Daumen zeigt nach oben. Von diesem Punkt bewegt es nun die Hand nach links oben, vollzieht dann gegen den Uhrzeigersinn eine Kreisbewegung bis zum Ausgangspunkt, um die andere Hälfte der Acht nach rechts oben weiterzuführen. Dann beschreibt es mit der Hand noch einen Kreis im Uhrzeigersinn zurück zum Startpunkt.

Hinweis: Die liegende Acht sollte Ihr Kind dreimal mit der linken Hand, anschließend dreimal mit der rechten Hand durchführen. Während der Übung wird entspannt in den Bauch geatmet. Die Augen folgen stets der Bewegung der Hand, der Kopf wird ruhig und gerade gehalten. Wenn Ihr Kind Spaß an der Übung hat, kann es die Übung abschließen, indem es mit beiden Händen gleichzeitig die liegende Acht in die Luft malt.

Im Unterricht kann Ihr Kind die liegende Acht mit der rechten und linken Hand auf Papier malen. Die energetische Verbindung beider Gehirnhälften wird aber ebenfalls erreicht, wenn es die liegende Acht mit einer Fingerspitze der linken und rechten Hand zwischen den Augenbrauen auf der Stirn nachgezeichnet.

Die Denkmütze

Durch eine sanfte Massage der Ohrmuscheln werden zahlreiche Energiepunkte, die unseren gesamten Organismus abbilden, stimuliert. Die Massage der Ohrmuscheln wirkt entspannend und vitalisierend auf den Körper. Diese Übung hilft Ihrem Kind, die Ohren wieder »anzuschalten«, wenn es beispielsweise dem Unterricht nur noch schwer folgen kann. Unruhige Situationen, ständiger Geräuschpegel ermüden den Geist des Kindes, es schaltet ab und stellt die Ohren auf Durchzug. Mit Hilfe der Denkmütze dringt der Unterrichtsstoff wieder tiefer ins Bewusstsein und kann verarbeitet werden. Während einer Prüfungssituation entspannt die Denkmütze und verhilft Ihrem Kind wieder zu einem klaren Kopf. Die Denkmütze kann aber genau so gut bei Vorträgen – Singen oder Sprechen – vor der Klasse helfen.

Die »Denkmütze« ist eine ideale, einfache Übung für zwischendurch, um verloren gegangene Konzentration wieder »einzufangen«.

Ablauf

Das Kind setzt sich aufrecht in seinem Stuhl zurück. Zwei bis drei tiefe Atemzüge sorgen für zusätzliche Entspannung. Die Augen werden geschlossen, und der Kopf wird gerade gehalten. Die Hände greifen an die Ohren. Die linke Hand greift an das linke Ohr, und die rechte Hand greift an das rechte Ohr. Die Daumen liegen jeweils auf der Innenseite der Ohrmuschel und die Finger an der Rückseite der Ohrmuscheln. Die Daumen streichen das Innenohr von oben nach unten aus. Dabei wird der Ohrrand vorsichtig entrollt – das Ohr wird entfaltet – und das Ohrläppchen wird sanft nach hinten gezogen. Die Finger wandern langsam nach oben zurück.

Die Massage sollte mindestens für ein bis zwei Minuten genossen werden. Durch die Massage werden die Ohren ganz rot und warm, denn die Denkmütze fördert unter anderem die Durchblutung der Ohrmuscheln und wärmt wie eine richtige Mütze.

Positive Punkte

Die Anwendungsbereiche dieser Übung sind vielfältig. Sie aktiviert das Langzeitgedächtnis, wirkt Stress mildernd, befreit von Angstzuständen und Gedächtnisblockaden. Psychosomatische Beschwerden wie Kopfschmerz und nervöse Magenbeschwerden werden ebenso gemindert.

Berührungen der Stirnregionen lösen Blockaden und Angstzustände, die Energie kann wieder fließen.

Die Positiven Punkte befinden sich auf der Stirn – in Höhe der Stirnbeinhöcker – zwischen Augenbrauen und Haaransatz. Die Übung kann Ihr Kind für sich alleine machen, sie eignet sich aber auch hervorragend als Partnerübung. Aus Erfahrung kennen Sie bestimmt die wohltuende Wirkung von liebevollen Berührungen eines anderen Menschen. Die Berührung der Stirnregionen löst energetische Blockaden im Körper. Körper, Geist und Seele können entspannen.

Ablauf

Das Kind steht oder sitzt auf einem Stuhl. Stellen Sie sich hinter Ihr Kind, und greifen Sie von hinten mit warmen Händen an die Stirn. Je nachdem wie groß Ihre Hände sind, legen sie nun zwei oder drei Finger auf die Stirn Ihres Kindes. Mit der Zeit werden Sie ein sanftes Pulsieren unter Ihren Fingern spüren. Sie brauchen eventuell ein bisschen Übung, um den Puls der Stirnader zu spüren. Probieren Sie dies am besten vorher einmal bei sich selbst aus. Die Hände ruhen so lange auf der Stirn, bis Sie auf beiden Seiten ein gleichmäßiges Pulsieren des Blutes fühlen. Dies kann ein bis fünf Minuten dauern. In dieser Zeit sollten Sie und Ihr Kind entspannt in den Bauch atmen. Vermeiden Sie unnötige Gespräche mit Ihrem Kind.

Klopfmassage

Die Klopfmassage hilft Ihrem Kind, seine äußere Hülle zu spüren und wahrzunehmen. Es erfährt, welche Berührungen für seinen Körper angenehm und wohltuend sind. Während dieser Eigenmassage wird die Muskulatur durch sanftes Klopfen mit der flachen Hand gelockert. Die Körpererfahrung der Klopfmassage sollten Sie und Ihr Kind jeder für sich alleine machen.

Die einzelnen Körperregionen werden bewusst abgeklopft, die Hände wandern dabei auf dem Körper vor und zurück, Tempo und Rhythmus der Klopfmassage kann verändert werden. Das Klopfen fördert in erster Linie die Durchblutung der Haut und der Körpermuskulatur, es kribbelt am ganzen Körper. Die Entspannung breitet sich als eine angenehme Wärme in Händen, Armen und Beinen aus, man fühlt sich rundherum wohl in seiner Haut. Nehmen Sie sich zehn bis fünfzehn Minuten Zeit, und zeigen Sie Ihrem Kind den Ablauf der Klopfmassage. Der Körper wird von unten nach oben abgeklopft. Sie können die Klopfmassage auf dem Boden sitzend oder im Stehen durchführen. Während der Massage wird ruhig und gleichmäßig in den Bauch geatmet.

Ablauf

Atmen Sie gemeinsam dreimal tief in den Bauch ein und aus, und beginnen Sie mit dem linken oder rechten Fuß. Klopfen Sie die Fußsohle, die Wade und den Oberschenkel ab. Wandern Sie einige Male hin und her, bevor Sie auf das andere Bein wechseln. Beobachten Sie während der gesamten Übung immer wieder die Atmung. Klopfen Sie mit lockeren Händen das Gesäß, Ihren Bauch und den Brustraum ab. Mit jeweils einer Hand werden die Arme und die Schultern rundherum abgeklopft, mit beiden Händen der Nacken und der Halsbereich

Mit einer Klopfmassage kann Ihr Kind bald schon selbstständig kleinere Verspannungen lösen.

gelockert. Sie können auch ganz sanft Ihren Kopf abklopfen.
Das leichte (!) Klopfen auf die Schädeldecke lockert die Muskulatur der Augen. Zum Abschluss klopfen Sie liebevoll auf Ihre
Wangen. Bleiben Sie dann für einen Moment entspannt still
stehen oder liegen. Die Arme hängen oder liegen locker neben
dem Oberkörper. Schließen Sie die Augen.

Spüren Sie in Ihren Körper hinein, und fühlen Sie die Entspan-
nung. Atmen Sie bewusst tief in den Bauch ein und aus. Leiten
Sie das Kind an, es soll noch einmal seine Füße und Beine, den
Po und den Bauch spüren. Wie fühlen sich Brust, Hände, Arme
und Kopf an? Lassen Sie Ihrem Kind Zeit, mit geschlossenen
Augen in sich hinein zu fühlen. Es kann Ihnen während dieser
Ruhephase erzählen, wie sich sein Körper anfühlt.

Schluss

Beenden Sie die Entspannungsübung, indem Sie sich beide kräftig recken und strecken. Tauschen Sie sich mit Ihrem Kind über
das Gefühl im Körper aus. Dadurch wird Ihr Kind sensibler für
die möglichen Empfindungen und kann die nächste Klopfmassage noch intensiver wahrnehmen.

Entspannung
für Jugendliche

Jugendliche sind häufig nicht offen für Entspannungsangebote. Deshalb ist es sinnvoll, Entspannung schon zu Beginn der Kindheit zu einer Routine wie die Körperhygiene zu machen. Wenn das nicht geschehen ist, kann der Jugendliche meist nur darüber motiviert werden, dass Eltern und Kinder sich der Entspannung gleichberechtigt nähern. Hier hilft das gute Vorbild.

Auf dem Weg zum Erwachsensein

Was in der letzten Phase der Kindheit begonnen hat, wird in der Pubertät, also ab etwa vierzehn Jahren fortgesetzt. Wenn in der Vorpubertät ein guter Grundstein für das selbstständige Leben gelegt wurde, ist die eigentliche Pubertät halb so schlimm. Mehr denn je braucht der junge Mensch jetzt von seinen Eltern das Signal, dass sie bereit sind, ihn in die Gruppe der Erwachsenen zu integrieren. Dazu gehören nicht unbedingt der Genuss von Alkohol und Zigaretten etc. Schließlich sind Alkoholismus und anderes Suchtverhalten keine Merkmale des Erwachsenen, es handelt sich nur um schlechte Angewohnheiten und Entwick-lungsstörungen. Der Erwachsene zeichnet sich eher dadurch aus, dass er sein Leben selbstständig verantworten kann, und dass es ihm gelingt, soziale Bindungen ohne Unterwürfigkeit und Dominanzverhalten zu pflegen.

Die Suche nach dem eigenen Platz in der Gesellschaft

Der junge Erwachsene hat in dieser Phase viel zu lernen. Er durchlebt die Berufsfindung und vielleicht auch schon die ersten Ansprüche, die die Arbeitswelt an ihn stellen. Das ist ein neues, schwieriges Terrain, auf dem die Hand der Eltern eine hilfreiche Stütze sein kann. Er bildet seine eigenen Werte meist für den Rest seines Lebens aus und kann unter der Unterernährung in der dritten Welt genau so leiden wie unter Kriegen und Verbre-chen. Teenager begreifen, dass die Zeit der Verantwortung be-ginnt und mühen sich ab, nach ihrer eigenen Verantwortung in der Welt zu suchen. Nicht selten legen sich Pubertierende für den Weltfrieden ins Zeug, wollen aber partout nicht begreifen, dass sie Verantwortung für ihre schulischen Leistungen tragen müssen. Diese Zeit fordert viel von den Eltern, die vielleicht nach vielen Jahren der Kindererziehung endlich einmal Ruhe haben möchten. Als Mütter müssen wir dann häufig zugeben,

dass wir inzwischen die Zeit des Wickelns und Fütterns rück-
blickend als reines Zuckerschlecken erleben, wenn wir unsere
pubertierenden Kinder betrachten.

Dem Jugendlichen kann es nicht schnell genug gehen, das ist
allen bekannt, die sich noch an die eigene Pubertät erinnern.
Zusätzlich zum inneren Antrieb erlebt der Jugendliche aber
auch völlig neue Ängste. Er hat oft klare Ziele vor Augen, doch
fragt er sich, ob er sie auch wirklich erreichen kann. Wird er
eine Partnerschaft eingehen? Wird er einen guten Schulab-
schluss machen und einen Ausbildungsplatz finden? Einerseits
fühlt sich der Jugendliche, als könnte er Bäume ausreißen, andererseits zweifelt er daran, den Anforderungen der Umwelt gewachsen zu sein. Außerdem ist er stets darum bemüht, das Gesicht zu wahren. Welcher Teenager gibt schon gerne zu, dass er
etwas nicht kann und elterliche Hilfe braucht?

Von himmelhoch jauchzend bis zu Tode betrübt – das Stimmungsbarometer pubertierender Jugendlicher deckt mit Leichtigkeit die gesamte Skala ab.

Der Einfluss der Clique

Der Gruppenzwang ist in diesem Alter so stark wie nie zuvor.
Ein Jugendlicher weiß, dass er das elterliche Nest verlassen wird
und muss. Doch wohin wird er sich danach wenden? Die Suche
nach Freunden und festen Bezugspunkten ist daher von großer
Bedeutung. Für manche Teenager geht eine Welt unter, wenn sie
befürchten müssen, in ihrer Clique nicht genug Anerkennung zu
finden. Oft haben Fehlverhaltensweisen wie Schuleschwänzen,
Alkoholmissbrauch und Diebstahlsdelikte hier ihren Ursprung.

Eine Zeit der Ambivalenz

Ein junger Erwachsener will sich auf der einen Seite der elterli-
chen Liebe sicher sein, aber auf der anderen Seite eigentlich gar
nichts mehr damit zu tun haben. In dieser Zeit der Ambivalenz
fällt es schwer, den inneren Ruhepunkt zu finden. Durch sinnvolle Entspannung wird erreicht, dass das große Kind nicht

gebremst wird, sondern seine Entwicklungsschritte mit Bedacht setzen kann. Die fehlende Selbstsicherheit kann letztendlich nur in Ruhe und Entspannung aufgebaut werden.

Wie Sie den Jugendlichen an Entspannung heranführen

Nun gelten für die Entspannung von Jugendlichen natürlich andere Rahmenbedingungen als für die Entspannung mit jüngeren Kindern. Ein Jugendlicher wird sich nie und nimmer darauf einlassen, mit Ihrer Hilfe zu üben. Er befindet sich in einem Alter, in dem er möglichst wenig von Ihnen lernen will. Es gibt allerdings andere Möglichkeiten, den Jugendlichen an die Entspannung heranzuführen.

Ein Weg wäre, den jungen Erwachsenen dazu zu bewegen, an einem Entspannungskurs teilzunehmen. Hier müssen Sie keine Kurse speziell für Teenager suchen, Ihr Kind passt sicher schon in die meisten Kurse für Erwachsene. Im Zweifelsfall sprechen Sie mit der Kursleitung über diese Frage. Eine andere Möglichkeit ist, dass Sie als Eltern gemeinsam mit Ihrem Kind Entspannung erlernen und üben. Sie können die folgenden Übungen im Wechsel mit Ihrem Kind ausprobieren und auch beide ein Übungsprotokoll führen. So haben Sie die Möglichkeit, Nähe und Vertrautheit zu Ihrem fast erwachsenen Kind zu erhalten.

Die vorgeschlagenen Übungen können Sie natürlich auch einfach als Anregung auf seinen Schreibtisch legen. Vielleicht lässt sich Ihr Sohn oder Ihre Tochter ganz von selbst darauf ein, wenn sich die Überzeugung einstellt, dass Entspannung etwas Gutes sein könnte. Wenn Ihr Teenager bereits als Kind an die Entspannung herangeführt wurde, versäumen Sie bitte nicht, ihm die alten Übungen durch neue, erwachsenere Übungen und Techniken zu ersetzen. Er könnte sonst die Lust daran verlieren, wenn er das Gefühl hat, eine Grundschultechnik anzuwenden.

> Auf dem manchmal so kompliziert erscheinenden Weg in die Welt der Erwachsenen können ausgewählte Entspannungsübungen helfen, das innere Gleichgewicht und das Selbstbewusstsein zu stärken.

Farbmeditation

Farben wirken auf die menschliche Psyche. Farben lösen in uns unterschiedliche emotionale Vorgänge aus. Aus der Farbenleere ist bekannt, dass Blau für Ruhe, Kühle und Klarheit und Weite steht. Rot ist die Farbe der Emotionen, sie steht für Liebe, Hass und Mut. Gelb regt die Kommunikationsfähigkeit und die geistige Beweglichkeit an. Orange stärkt das Selbstwertgefühl und hilft bei Depressionen. Grün löst im Menschen Hoffnung, Zuversicht sowie Vertrauen aus und wirkt entspannend und beruhigend. Stellt man sich eine dieser Farben vor, so werden im Gehirn bestimmte Areale aktiviert, die in der Farbmeditation Wohlbefinden und Lebenslust steigern.

Vorbereitung

Für die einzelnen Übungen benötigst du jeweils zwei bis drei Minuten. Du kannst die für dich passende Farbe wählen oder eine Farbreise mit allen Farben machen. Dann solltest du aber mindestens fünfzehn Minuten Zeit haben. Setze oder lege dich bequem hin, der Oberkörper sollte dabei gerade sein, damit dein Atem frei ein- und ausfließen kann. Die Arme hängen locker seitlich herab oder liegen leicht angewinkelt neben dem Körper, die Beine ruhen entspannt auf der Sitzfläche oder fallen im Liegen locker auseinander. Lese dir vorher die einleitende Atemübung und die Farbmeditation durch.

Tipp: Lass dir die Texte während der Entspannungsübung von Jemandem vorlesen. Am Anfang ist eine geführte Entspannung leichter und angenehmer.

Einleitung Atemübung

Zu Beginn jeder Farbmeditation atme bewusst dreimal tief in den Bauch ein und durch den Mund wieder aus. Schau ganz ruhig auf einen Punkt, oder schließe deine Augen, wann immer du magst. Dein Atem fließt ein und aus. Atme so tief wie du möchtest. Finde deinen eigenen Atemrhythmus. Beobachte wie die Luft durch deine Nase ein- und ausströmt. Ruhig und gleichmäßig. Du kannst dich einfach fallen lassen. Stelle dir dann deine erste Farbe vor. Denke an die Farbe, und lasse sie in Körper, Geist und Seele einströmen.

Weiß – Das Licht der Reinigung

In deiner Vorstellung bist du ganz von weißem Licht umgeben.

Stell dir vor, du atmest weißes Licht ein und wieder aus. – Weißes, klares, strahlendes Licht – dein Körper wird von dem reinigenden Licht durchströmt. Dein Atmen fließt tief in deinen Bauch ein und wieder aus. Du hast viel Zeit – das Licht breitet sich bei dir mit jedem Atemzug mehr aus – in deine Arme – Hände – Beine und Füße. In jede einzelne deiner Körperzellen gelangt mit dem weißen Licht frische Kraft und neue Energie – beim Ausatmen gibst du verbrauchte Energie und Ballast ab. – Dein Körper wird durch das weiße Licht gereinigt. Alles Schwere und Belastende wird beim Ausatmen abgegeben – du fühlst dich ganz wohl und spürst deine Kraft in dir. Es geht dir gut.

Gold – das Licht des Schutzes

Du atmest goldgelbes Licht ein und wieder aus. Dein Atem fließt ganz von allein in deinem Rhythmus. Ein und aus. – Du atmest das goldene Licht durch deine Nase ein und wieder aus. In deiner Lunge breitet sich das goldene Licht gleichmäßig aus. – Von dort breitet sich der goldene Schutzfilm auf deinen gesamten Körper aus – auf die Muskeln, die Arme und Beine legt sich bei jedem Ein- und Ausatmen eine goldene Schicht. – All deine Organe werden von der goldgelben Lichtschicht geschützt. – Das goldene Licht schützt und stärkt deinen gesamten Körper. Du atmest ruhig und gleichmäßig ein und aus. Ein und aus, ganz von allein. – Du schützt dich mit dem goldenen Licht – du bist ganz ruhig und entspannt.

Rot – das Licht des Mutes

Um dich herum ist sanftes rotes Licht – du atmest das rote Licht ein. – Mit jedem Atemzug strömt das rote Licht in dein Herz und deine Blutbahnen – rotes warmes Licht strömt durch deine Adern. – Das rote Licht wärmt dich und macht dir Mut, das rote Licht löst alle negativen Gefühle auf. – Mit jedem Atemzug werden alle Probleme kleiner, beinah unsichtbar. – Du spürst beim Atmen des roten Lichtes eine Leichtigkeit in dir aufsteigen. – Du bist voller Mut und Zuversicht, – dein Körper ist angenehm wohlig warm und entspannt.

Grün – das Licht der Ruhe

Grünes Licht strömt durch deine Nase. – Tief atmest du das grüne Licht ein. – Dein Atem fließt von alleine ein und wieder aus. – Beim Atmen des grünen Lichtes verschwindet alle Unruhe und Anspannung aus deinem Körper. – Das grüne Licht fließt in jeder deiner Zellen. Der Körper wird mit Ruhe und Entspannung aufgefüllt. – Das grüne Licht dämpft die Flut deiner Gedanken, du wirst mit jedem Atemzug ruhiger und gelassener. – Du atmest weiter entspannt ein und aus, – du bist ruhig und entspannt.

Farben beeinflussen die Psyche und können postive wie auch negative Gefühle auslösen.

Blau – das Licht der Grenzenlosigkeit

Atme jetzt blaues Licht ein und wieder aus. – Ganz ruhig und gleichmäßig strömt dein Atem ein und aus. – Das frische blaue Licht macht deinen Kopf ganz klar. – Alle deine Gedanken werden wie Wolken am Himmel vom Wind weggeblasen. – Das blaue Licht befreit dich von allen Zwängen. Ruhig atmest du blaues Licht ein. – Das blaue Licht gibt dir ein Gefühl von himmlischer Weite, und durch das Ein- und Ausatmen des blauen Lichtes kannst du über den Horizont sehen. Mit dem blauen Licht atmest du Freiheit und Grenzenlosigkeit. – Du bist ganz ruhig, – du fühlst dich eins mit deinem Körper, mit deinem Atem und Geist. Du bist die Welt, – du kannst alles schaffen. – Es geht dir gut.

Schluss

Atme ruhig und gleichmäßig weiter – ein und aus. Spüre noch einmal in deinen Körper hinein. – Du bist ganz ruhig und ausgeglichen. Genieße dieses Gefühl der Entspannung. Du nimmst diese Erfahrung mit in deinen Tag zurück. – Atme jetzt zweimal bewusst tief ein und wieder aus. – Recke dich, strecke deine Arme und Beine gründlich aus. Kehre voller Energie, Kraft und Mut in deinen Tag zurück.

Entspannung durch Körperreisen

Wir schenken unserem Körper oft erst dann Aufmerksamkeit, wenn es uns nicht gut geht.

Ohne unseren Körper würden wir nicht existieren. Wir sehen uns jeden Morgen im Spiegel, aber wie sieht unser Körper wirklich aus. Die meisten Menschen können das Gesicht und die Eigenheiten anderer Menschen gut beschreiben. Über ihren eigenen Körper denken sie weniger nach. Sie gebrauchen ihn für die täglichen Dinge des Lebens. Wenn der Körper dann schmerzt und krank wird, betrachten sie ihn erstaunt.

Jeder weiß, dass der Körper ein Spiegel unserer Seele ist. Alle Gefühle und Gedanken lösen im Körper Reaktionen aus. Die Körperreise hilft, den Körper bewusst zu spüren und wahrzunehmen – man macht sich ein Bild von sich. Ein gutes Selbstbild ist wichtig, um im Leben erfolgreich zu sein. Zusätzlich wirkt eine Körperreise sehr entspannend, da alle Gedanken während der Übung außen vor bleiben. Die Muskeln im ganzen Körper entspannen sich, der Mensch kommt zur Ruhe. Durch die notwendige Konzentration werden alle anderen Gedanken, Sorgen und Probleme für einen Moment erfolgreich ausgeblendet. Diese Übung eignet sich hervorragend, wenn man Schwierigkeiten hat einzuschlafen, weil sich die Gedanken im Kreis drehen. Bewusstes Entspannen ist da besser, als sich mit den Grübeleien weiter zu schaden. Erholt und ausgeschlafen lässt sich der nächste Tag leichter bewältigen.

Vorbereitung

Für eine Körperreise benötigst du ungefähr zwanzig Minuten Zeit. Du kannst dich hinsetzen oder hinlegen. Schließe deine Augen und stelle dir vor, du würdest deinen Körper heute zum ersten Mal richtig betrachten, wie ein Wissenschaftler, der etwas sehr Interessantes entdeckt hat – etwas, was vor ihm noch keiner auf diese Art und Weise gesehen hat. Deine gesamte Aufmerksamkeit widmest du diesem Objekt, deinem Körper. Lass dich von deiner Neugierde leiten und schalte alle anderen Gedanken aus. Nichts ist wichtiger als dieses Erlebnis. Es erfordert deine ganze Aufmerksamkeit. Während der Erkundung deines Körpers wirst du immer ruhiger und gelassener werden.

Start der Körperreise

Du atmest ruhig und gleichmäßig durch die Nase bis in den Bauch ein und wieder aus. – Mit der Zeit wird dir dein eigener Atemrhythmus vertraut werden. – Du bist entspannt und fühlst dich wohl. – Stell dir vor, du leuchtest mit der Taschenlampe der Reihe nach deinen Körper vom Kopf bis zu den Füßen aus.

Die Körperreise mit der Taschenlampe

Als Erstes erfasst dein Lichtstrahl das Gesicht. Das Gesicht wirkt, als ob du schläfst. – Hinter den geschlossen Augenlidern erkennst du den Blick deiner Augen. – Nach den Augen erkunde die Stirn und die Wangen in deinem Gesicht. – Betrachte deine Nase. Spür wie die Luft ein- und ausgeatmet wird. – Darunter deine Lippen. Welche Form und Farbe haben die Lippen? – Dein Lichtkegel schwenkt über die Ohren und deine Haare. – Von deinem Kopf geht es zum Hals. – Dein Leuchtblick erhellt anschließend deine rechte Schulter – deinen Oberarm – ganz

Auch bei dieser Körperreise ist es anfangs einfacher und auch angenehmer, sich die »Reiseroute« vorlesen zu lassen. Du kannst dich auf diese Weise auf die Reise konzentrieren und dich so besser entspannen.

langsam. – Stück für Stück. – Als Nächstes durchdringt der Strahl deinen Unterarm bis zum Handgelenk. – Am Ende des Handgelenkes beleuchtest du deinen rechten Daumen, deinen Zeigefinger, den Mittelfinger, den Ringfinger und den kleinen Finger. Du machst den Lichtkegel wieder etwas größer und betrachtest nun deine ganze Hand – und dann deinen kompletten rechten Arm.– Der Lichtstrahl schwenkt auf deinen Oberkörper. – Du beobachtest wie die Luft in deine Lungen strömt. – Beim Ausatmen wird die verbrauchte Luft abgegeben. – Dein Lichtkegel nimmt die Atembewegung deiner Bauchdecke war. – Sie hebt sich leicht beim Einatmen und senkt sich beim Ausatmen. – Betrachte in Ruhe noch einmal deinen gesamten Oberkörper – alle anderen Regionen liegen im Schatten. – Dein Lichtkegel wird wieder enger und wandert abwärts zu deinem rechten Bein. – Durchleuchte mit deiner Aufmerksamkeit deinen rechten Oberschenkel bis zum Knie – vom Knie weiter bis zum Unterschenkel. – Dein Lichtstahl wird schmaler und erfasst dein rechtes Fußgelenk und deinen Fuß. – Mit einem schmalen Lichtstrahl untersuchst du die einzelnen Zehen deines rechten Fußes. – Vom großen Zeh bis zum kleinsten Zeh. – Durchleuchte noch einmal dein gesamtes rechtes Bein. – Du erkennst die Muskeln, die Sehnen und die Blutbahnen. Dein Bein ist ganz ruhig und entspannt. – Dein Lichtkegel schwenkt jetzt auf das linke Bein. – Betrachte dein linkes Bein – nach deinem Oberschenkel erfasst der Lichtkegel das Knie – die Wade und das Schienbein und den linken Fuß. – Verenge deinen Lichtstrahl wieder und betrachte deinen linken großen Zeh – und langsam die weiteren Zehen bis zum kleinen Zeh. – Vergrößere deinen Lichtkegel soweit, dass du dein linkes und dein rechtes Bein erkennst. – Deine Beine sind ganz locker und entspannt. – Dein Leuchtblick kehrt zurück zu deinem Oberkörper. – Zurück zu deiner Wirbelsäule. – Mit vielen kleinen Lichtpunkten betrachtest du die Knochen deiner Wirbelsäule. – Die

Der Lichtkegel lenkt deine Aufmerksamkeit, und du spürst in diesen Teil deines Körpers hinein.

Wirbel und Bandscheiben liegen wie die Tasten eines Klaviers nebeneinander. – Die hellen Lichtpunkte wandern auf der tragenden Säule entlang. – Du bist ganz ruhig und entspannt. – Dein Atem geht ein und aus. – Doch deine Neugierde ist noch nicht gestillt. – Schwenke deinen Lichtblick nun von deiner Wirbelsäule zu deinen linken Arm. – Du siehst den ganzen Arm im Licht liegen. – Wie sehen die Finger deiner linken Hand aus? – Dein Lichtstrahl wird enger und heller. – Genau erfasst er deine linke Hand. – Die Form und das Aussehen jedes einzelnen Fingers der linken Hand. Der Leuchtstrahl erfasst deinen Daumen – deinen Zeigefinger – den Mittelfinger – den Ringfinger und den kleinen Finger. – Vom Handrücken geht es weiter zum Unterarm – bis zum Ellenbogen – dann wird der linke Oberarm von dem Lichtstrahl erfasst bis zur Schulter.

Die Wirbelsäule ist ein Spiegel unserer Gefühle. Eine gerade, aufrechte Haltung drückt Kraft und Vitalität aus.

Schluss

Du hast jetzt alles gesehen. – Dein ganzer Körper ist angenehm entspannt. – Genieße deine Ruhe. – Nimm deine Atmung bewusst wahr. – Spüre wie dein Atem in dich ein- und ausströmt. – Wie fühlt sich dein Körper an? – Bist du so leicht wie eine Feder im Wind oder vielleicht so schwer wie ein Stein im Wasser? – Du kannst jetzt einfach vor dich hinträumen. Oder du stellst dir den Raum vor, in dem du dich gerade befindest. Achte auf die Geräusche um dich herum und kehre mit deinem Körper langsam zurück in diese Zeit. Atme bewusst einige Male tief ein und aus. Recke dich und spann deine Muskeln bewusst an. Du bist ruhig und entspannt. Es geht dir gut.

Entspannung mit Progressiver Muskelentspannung

Durch den Wechsel von bewusster Anspannung und anschließender Entspannung der Körpermuskulatur wird die Entspannungsreaktion im Körper bewusster wahrgenommen. Bei der Tiefenmuskelentspannung wird die Skelettmuskulatur für kurze Zeit angespannt, um sie dann bewusst zu entspannen. Sie ist besonders wirkungsvoll für Menschen, die Schwierigkeiten haben, loszulassen und sich körperlich zu entspannen. Das Gefühl von körperlicher Entspannung und Ruhe wird während der Übung immer deutlicher und tiefer. Die Gedanken kommen zur Ruhe. Insbesondere nach einem anstrengenden Tag wirkt sie wie ein Kurzurlaub.

Vorbereitung

Mache dich erst einmal mit der Übungsabfolge vertraut, dann kannst du die Entspannungsübung alleine durchführen. Zu Beginn ist es einfacher, dir den Text auf Kassette aufzunehmen oder jemanden vorlesen zu lassen. Der Text sollte langsam und ruhig mit Atempausen vorgelesen werden.

Diese Übung ist an die Progressive Muskelentspannung angelehnt. Die Übung beginnt mit dem Anspannen der Arme, bezieht die Schultern, den Nacken und das Gesicht mit ein. Dann werden der Reihe nach der Rumpf, das Gesäß und die Beinmuskeln angespannt und wieder entspannt. Für die Durchführung solltest du etwa fünfzehn bis zwanzig Minuten Zeit einplanen. Die Übung kann im Sitzen oder im Liegen in entspannter Haltung durchgeführt werden.

In der Anspannungsphase wird immer nur so viel Kraft ausgeübt, dass die Spannung der Muskeln zu spüren ist und die Atmung weiterfließen kann. Die einzelnen Schritte werden im Text genau beschrieben. Nach der Aufforderung »mache das bitte jetzt« werden dann der Arm oder das Bein für einige Sekunden – etwa drei bis vier Atemzüge lang – angespannt. Nach der Aufforderung »beim nächsten Ausatmen die Spannung lösen«, werden die Muskeln entspannt. Für dreißig bis sechzig Sekunden wird der Unterschied zwischen angespannter und entspannter Muskulatur bewusst wahrgenommen und gefühlt. Anschließend machst du mit der nächsten Muskelgruppe wie oben beschrieben weiter.

Die Entspannungsübung

Atme bewusst dreimal tief durch die Nase ein und durch den Mund wieder aus. – Schließe deine Augen. – Spüre die Lage deiner Hände, Arme und Schultern. – Atme ruhig und gleichmäßig weiter ein und aus. – Wie liegen deine Beine und dein Rücken auf der Unterlage? – Wenn dich etwas drückt oder stört, ändere das jetzt. – Atme weiter ruhig durch die Nase ein und wieder aus. – Gib dein ganzes Gewicht an die Unterlage ab. – Als Erstes spannst du deinen rechten Arm an, – du ballst deine Hand zu einer Faust und hebst den Arm ein klein wenig an. – Mache das bitte jetzt. – Spüre die Spannung in deiner Hand, in deinem Unterarm und in deinem Oberarm. – Dein Atmen fließt weiter ein und aus. – Löse die Spannung beim nächsten Ausatmen. – Der Arm fällt unkontrolliert auf die Unterlage zurück. – Spüre wie die Spannung aus deinem Arm weicht, die Muskulatur des Arms sich lockert und entspannt. – Alle Anspannung weicht aus dem Oberarm, dem Unterarm und der Hand. – Atme ruhig und entspannt weiter. – Wende dich jetzt innerlich deinem linken Arm zu. – Der Arm wird auf die gleiche Art an- und entspannt wie zuvor der rechte Arm. – Spanne jetzt deinen linken Arm an. – Spüre die Spannung in deiner Hand, in deinem Unterarm und in deinem Oberarm. – Dein Atmen fließt dabei weiter ein und aus. – Löse die Spannung beim nächsten Ausatmen. – Lasse den Arm locker auf die Unterlage fallen. – Spüre wie die Spannung aus deinem linken Arm weicht. – Die Muskulatur des Arms wird lockerer und entspannter. – Alle Anspannung weicht aus dem Oberarm, dem Unterarm und der Hand – Atme ruhig und entspannt weiter. – Deine Arme sind jetzt ganz locker und

Mit der bewussten Atmung zu Beginn legst du für deinen Körper den Schalter auf Entspannung.

weich, die Muskulatur ist entspannt und gelöst. – Als Nächstes werden die Schulter und der Nackenbereich angespannt und entspannt. – Zieh dazu deine Schultern leicht zu den Ohren hoch. – Der Kopf wird wie bei einer Schildkröte eingezogen, aber nur so leicht, das du weiter atmen kannst und das Gefühl der Spannung spürbar wird. – Mache das bitte jetzt. – Spüre die Anspannung in deinen Schultern, in deinem Nacken und in der Halsmuskulatur. – Atme ruhig weiter ein und aus. – Löse die Spannung beim nächsten Ausatmen. – Die Schultern ruhen jetzt locker auf der Unterlage. – Die Muskeln des Halses und des Nackens sind angenehm gedehnt. – Spüre wie alle Spannung aus deinem Schulterbereich weicht. – Du spürst immer mehr erste Zeichen von Entspannung. – Dein Atem fließt von alleine ein und aus. – Alle Gefühle von Spannung weichen langsam aus deinem Körper. – Konzentriere dich nun auf dein Gesicht, auf die Augen, Nase, Wangen und den Mund. – Um die Spannung zu spüren, zerknautscht du dein Gesicht, indem du die Augen zusammendrückst, die Nase kraus ziehst und die Lippen spitzt. – Atme dabei weiter ein und aus – Mache das bitte jetzt. – Registriere die Spannung in deinen Augen und auf deinen Wangen. – Fühle die Anspannung in deinen Lippen und auf deinem Nasenrücken. – Löse die Spannung beim nächsten Ausatmen. – Die Muskeln in deinem Gesicht glätten sich. – Alle Anspannung weicht aus Augen, Wangen, Nase und Mund. – Du hältst die Augen entspannt geschlossen. – Deine Stirn gleicht einer glatten weißen Wand. – Deine Lippen liegen locker und weich aufeinander. – Alle Gefühle von Anspannung weichen immer mehr aus deinem Gesicht und deinem Körper. – Du fühlst dich auch innerlich mehr und mehr gelöst und locker. – Du fühlst dich wohl und entspannt. – Lenke deine Aufmerksamkeit jetzt auf deinen Rücken, dein Gesäß und deinen Bauch – Spanne gleich die Bauchmuskeln an, drücke den Rücken auf die Unterlage und presse die Pobacken zusammen, aber nur so stark, dass

Der ganze Körper wird nach und nach aktiv angespannt. Die Entspannung breitet sich von alleine aus.

dein Atem weiter fließt. – Mache das bitte jetzt. – Fühle die Anspannung deiner Bauchmuskeln, registriere die Spannungen in der Rückenmuskulatur. – Spüre die Spannung in deinem Gesäß. – Dein Atem fließt ein und aus. – Löse die Anspannung beim nächsten Ausatmen. – Die Muskeln der Bauchdecken lockern sich. – Der Bauch wird ganz weich. – Dein Bauchraum ist weit und entspannt. – Dein Rücken liegt entspannt auf der Unterlage. – Alle Anspannung weicht aus den Muskeln im Rücken und im Gesäß. – Du spürst wie alle Spannung aus deinem Körper weicht. – Du fühlst dich noch mehr gelöst und leicht. – Du gibst alle Gefühle von Anspannung ab. – Lenke deine Aufmerksamkeit jetzt in deine Beine und Füße. – Spüre gleich die Anspannung in den Beinen, indem du die Füße aufstellst und die Zehen nach oben ziehst, die Ferse heben sich dabei von der Unterlage. – Die Beinmuskulatur wird angespannt. – Mache das bitte jetzt. – Spanne nur so leicht an, dass du weiteratmen kannst – Du spürst die Anspannung in deinen Oberschenkeln, in deinen Waden, in deinen Füßen. – Nimm noch einmal die Spannung in deinen Beinen wahr. – Löse die Spannung beim nächsten Ausatmen. – Die Muskulatur in den Beinen ist ganz locker. – Alle Spannung weicht beim Ein- und Ausatmen aus den Beinen. – Die Muskulatur in den Beinen ist ganz gelöst und entspannt. – Du atmest ruhig und tief ein und aus. – Du fühlst dich jetzt ganz ruhig und entspannt. – Dein ganzer Körper ist locker und gelöst. – Du fühlst dich wohl. – Konzentriere dich jetzt noch einmal bewusst auf deine Atmung. – Die Luft strömt durch die Nase in deinen Körper ein und wieder aus. – Die restliche Spannung weicht beim Ausatmen aus deinem Körper. – Du bist ganz ruhig und entspannt. – Du atmest ein und aus – ein und aus – ganz von allein. – Spüre jetzt noch einmal deine Hände und Arme – deine Schultern und Nacken – dein Gesicht. – Wie fühlen sich der Rücken und der Bauch an? – Nimm noch einmal deine Beine wahr. – Stell dir vor, du würdest jetzt aufste-

Dies ist kein Muskelaufbautraining! Spanne nur ganz leicht an.

*hen und dich hier liegen sehen. – Wie siehst du aus? – Du hast
Zeit, dieses Gefühl der Ruhe und Entspannung zu genießen. –
Kehre, wann immer du möchtest, ausgeruht und frisch in deinen Tag zurück. – Recke und strecke dich kräftig. – Atme
bewusst dreimal tief ein und aus und öffne dann die Augen.*

Wechselatmung

Die Wechselatmung ist eine Atemübung aus dem Yoga. Sie
wirkt auf den Körper harmonisierend und energetisch aus-
gleichend. Der Atemprozess wird bewusst erlebt, und der
gesamte Atemrhythmus wird entspannter.

Vorbereitung

Am Abend vor dem Schlafen oder am Morgen nach dem Aufstehen ist der aufbauende Effekt der Wechselatmung am deutlichsten zu spüren.

Bevor du mit der Wechselatmung beginnst, nimmst du eine entspannte – aber gerade Sitzposition – ein. Beim Atmen soll die
Luft ungehindert in Brust und Bauchraum ein- und ausfließen
können. Zwischen der Ein- und Ausatmung kann eine kleine
Atempause von ein bis zwei Sekunden eingelegt werden. Die
Luft sollte geräuschlos und ohne Anstrengungen durch die Na-
senlöcher ein- und ausfließen. Atme jedes Mal bewusst vollständig ein und aus. Diese Atemform ist zu Beginn sehr ungewohnt,
mit zunehmender Übung kannst du die Atemübung von anfäng-
lichen fünf Zyklen auf eine Dauer von zehn Minuten steigern.

Atemübung

Mit dem Daumen der rechten Hand hältst du dein rechtes Na-
senloch zu. Zeigefinger und Mittelfinger der rechten Hand wer-
den in die Handfläche gebeugt oder ruhen locker auf der Stirn.
Du atmest langsam und lautlos durch das linke Nasenloch ein.
Verschließe nach dem Einatmen das linke Nasenloch mit dem
Ringfinger. Atme geräuschlos und langsam durch das rechte

Nasenloch wieder aus. Durch dasselbe Nasenloch wird wieder tief und vollständig eingeatmet. Verschließe nach dem Einatmen das rechte Nasenloch mit dem Daumen. Atme durch das linke Nasenloch wieder vollständig aus. Beginne den nächsten Zyklus mit dem Einatmen durch das linke Nasenloch.

Tanzende Gestalt

Vorbereitung

Nimm eine bequeme Haltung ein, sitzend oder am besten liegend. Atme locker und entspannt. Auch diese Übung führst du am besten durch, indem du dir sie vorlesen lässt oder sie vorher auf ein Band aufnimmst.

Die Geschichte

Du sitzt auf einer großen grünen Wiese. Direkt vor dir steht ein alter Baum. Sein Stamm ist dick und kräftig. Ein sanfter Wind fährt durch die Laubkrone. Die Blätter rascheln ein wenig. Die Äste schaukeln ganz sanft hin und her. Hin und wieder flattert ein Vogel zwischen den Blättern. Du hörst es Zwitschern und Piepsen. Hinter dem Stamm tritt eine schlanke Gestalt hervor. Ihre langen Haare werden vom Wind bewegt, wie durch Zauberei beginnt die Gestalt zu tanzen. Langsame, fast vorsichtige Bewegungen lassen ihren Tanz wunderschön aussehen. Immer wieder hebt sie graziös die Arme über den Kopf. Sie dreht sich langsam um die eigene Achse, immer und immer wieder. Allmählich wird sie schneller. Es ist, als wäre Musik in der Luft, die ihr beide atmet. Du siehst ihr zu. Du fühlst dich frei und beschwingt durch den Tanz der Gestalt. Die Gestalt verlangsamt ihr Tempo. Sie dreht sich jetzt vorsichtig, ihre Arme hält sie nun eng vor ihrem Körper verschränkt. Die Musik scheint zu Ende. Die Gestalt verneigt sich vor dir, und dir ist, als lächele sie dir

Die »Tanzende Gestalt« ist eine Entspannungsübung, die mit den Mitteln der Visualisierung arbeitet. Durch die Kraft der Bilder, beruhigt sich Körper und Geist und Spannungen können sich lösen.

zu. Dann bewegt sie sich langsam rückwärts zurück zum Baumstamm. Du siehst ihr zu, wie sie wieder hinter dem Baum verschwindet. Du denkst an den Tanz zurück, und in dir ist ein Lächeln. Jetzt kannst du aufstehen und froh wieder dein Tagewerk fortsetzen.

Anhang – So finden Eltern zur Ruhe

Wenn Sie sehen, wie gut die Entspannung Ihren Kindern tut, werden Sie vielleicht selbst Lust darauf bekommen.

Sie haben bisher viel über die Entspannung für Ihr Kind gelesen. Eingangs wurden Sie darauf hingewiesen, dass Ihre eigene ruhige Ausstrahlung eine wichtige Voraussetzung für die Entspannungsfähigkeit Ihres Kindes darstellt. Um selbst zur Ruhe zu kommen, sollten Sie als Erstes darüber nachdenken, wie nötig Ruhe eigentlich für Sie ist.

Viele Erwachsene haben sich bereits so sehr an ihren Stress gewöhnt, dass sie ihn gar nicht mehr wahrnehmen. Erst wenn sich dann die ersten Symptome nicht mehr verbergen lassen, gehen uns die Augen auf. Gerade um das vierzigste Lebensjahr stellen sich bei Frauen und Männern gleichermaßen Krankheiten und Störungen ein, die vielleicht hätten vermieden werden können. Hörsturz, Magengeschwür und Nervenerkrankungen bilden hier nur die Spitze des Eisbergs. Wenn Sie Lust und Zeit haben, machen Sie doch einmal selbst den folgenden Stresstest, um zu

Vergessen Sie nicht, dass Sie niemandem mehr zur Seite stehen können und Sie auch Ihre eigenen Aufgaben nicht mehr bewältigen werden, wenn Ihre Kraftreserven ausgeschöpft sind. Und je länger der Stress bereits anhält, umso schwerer ist es, ihn abzubauen. Warten Sie also nicht zu lange, schließlich geht es um Ihre Gesundheit!

sehen, wie es um Ihre Ruhe bestellt ist. Ähnlich wie beim Test für Ihr Kind können Sie jetzt hier für sich selbst testen, wie groß Ihr eigenes Stressaufkommen gegenwärtig ist.

Checkliste

❑ Sorgen Sie sich zurzeit stärker als sonst um Ihre Familie?

❑ Hat sich Ihre Familiensituation den letzten Wochen verändert oder steht eine Veränderung bevor?

❑ Sind Sie unzufrieden mit Ihrer beruflichen Situation?

❑ Sind Sie in den letzten sechs Monaten umgezogen?

❑ Erleben Sie gerade oder schon seit längerem eine Krise im Hinblick auf Ihre Partnerschaft?

❑ Waren Sie in den vergangenen drei Monaten ernsthaft krank oder sind Sie es jetzt?

❑ Haben Sie in den letzten zwölf Monaten den Tod eines Angehörigen erlebt?

❑ Leiden Sie unter körperlichen Umstellungen wie Wechseljahre, Schwangerschaft etc.?

❑ Fühlen Sie sich gegenwärtig durch existenzielle Ängste wie Arbeitslosigkeit oder Scheidung bedroht?

❑ Haben Sie Angst vor der Zukunft?

❑ Leiden Sie unter Essstörungen?

❑ Fühlen Sie sich durch Ihre Aufgaben überfordert?

Seien Sie ehrlich zu sich selbst – viele Erwachsene nehmen Stress beziehungsweise Stressfaktoren schon gar nicht mehr wahr.

Auch für Sie als Erwachsener gilt, dass Sie gut klar kommen, wenn nur einer oder maximal zwei der genannten Faktoren auf Sie zutreffen. Häufen sich jedoch die Belastungen, sollten Sie dringend etwas unternehmen, um nicht aus dem Gleichgewicht zu kommen. Das Risiko, vielleicht sogar am Burnout-Syndrom zu erkranken oder eine Erschöpfungsdepression zu erleiden, ist bei aktiven Menschen in der mittleren Lebensphase sehr hoch. Die Chance, von einer solchen stressbedingten Krankheit wieder vollständig zu genesen, ist eher gering.

Sprechen Sie mit Ihrer Krankenkasse, einige ausgewählte Kurse zu den Themen Autogenes Training oder Progressiver Muskelentspannung werden finanziell gefördert oder sogar vollständig übernommen.

Im Folgenden bieten wir Ihnen einige Übungen an, die Ihnen helfen, Ruhe zu finden. Wenn Sie es irgendwie einrichten können, besuchen Sie mit Ihrem Partner gemeinsam oder aber auch allein einen Entspannungskurs, um eine der anerkannten Techniken wie Autogenes Training oder Progressive Muskelentspannung zu erlernen. Sie haben nicht nur körperliche und seelische Vorteile dadurch, Sie erfahren außerdem etwas Neues und erweitern Ihren Horizont.

Übungen für eine Person

Ha-Atmung

Die Ha-Atmung ist eine Übung aus dem Yoga, die Kreislauf und Sauerstoffversorgung aktiviert. Wenden Sie diese Übung besonders dann an, wenn Sie müde und erschöpft sind: Stellen Sie sich mit schulterbreit gegrätschten Beinen aufrecht hin. Ziehen Sie Ihre gestreckten Arme beim langsamen Einatmen nach oben über den Kopf. Verharren Sie einen Moment in der Streckung, während die Hände ineinander greifen. Atmen Sie durch den Mund mit einem lauten »Ha« aus, und schwingen Sie dabei Ihren Oberkörper mit den Armen durch die gegrätschten Beine. Lassen Sie Ihre Arme auspendeln und den Oberkörper leicht mitschwingen. Atmen Sie in dieser Phase ganz entspannt ein und aus. Rollen Sie langsam – Wirbel für Wirbel – den Oberkörper hoch. Wiederholen Sie die Übung mindestens zweimal.

Das Palmieren

Wie häufig sind Ihre Augen durch das lange Arbeiten am Computerbildschirm überanstrengt? Auch wenn Sie auf Grund einer schlecht geschlafenen Nacht übermüdet sind, ist diese Übung eine wahre Wohltat. Das Palmieren entspannt die Augenmuskulatur, indem alle visuellen Reize blockiert werden. Für einen kurzen Moment wenden Sie sich vollkommen nach innen, und für nur ein bis zwei Minuten lassen Sie alles andere an sich vorbeiziehen.

Ablauf

Setzen Sie sich an einen Tisch. Reiben Sie Ihre Hände fest gegeneinander bis die Handinnenflächen ganz warm und heiß sind. Bedecken Sie mit der hohlen Hand Ihre Augenhöhlen. Sie können sich mit den Ellenbogen auf dem Tisch abstützen und den Kopf so richtig auf die Hände sacken lassen. Atmen Sie bewusst tief in den Bauch ein und wieder aus. Sie werden die Wärme Ihrer Hände auf den Augen spüren. Die Augen entspannen sich beim Blick in das dunkle schwarze Nichts. Vielleicht nehmen Sie mit geschlossen Augen noch Licht- oder Farbpunkte wahr, so, als ob Sie durch ein Kaleidoskop schauen würden. Während der Entspannung wird die Flut der visuellen Überreizung abnehmen, und Sie können das beruhigende Farbenspiel genießen.

Malen auf Seide zur Musik

Hin und wieder entstehen in Familien Situationen, die eine intensive Entspannung allein zeitlich nicht erlauben. Trotzdem kann es just dann notwendig sein, dass die einzelnen Familienmitglieder zur Ruhe finden. Für Erwachsene und Jugendliche eignet sich die eine oder andere kreative Tätigkeit, um einfach zu sich selbst zu finden und Stress vorübergehend abzubauen.

Material
- Seidentücher
- Seidenmalfarben
- Spannrahmen
- diverse Pinsel
- ruhige Hintergrundmusik nach Wahl

Besonders schön ist das Malen zur Musik. Wenn Sie die Möglichkeit dazu haben, besorgen Sie Seide als Malgrund. Lassen Sie sich im Fachgeschäft die Handhabung des Materials erklären. Die passenden Farben fließen auf dem Material auseinander, sobald sie aufgetragen wurden. Es entstehen fantasiereiche Gebilde auf dem Stoff, die zum Träumen einladen.

Auch beim Malen wirken Farben beruhigend und entspannend.

Außerdem ergeben sich vielfältige Farbmischungen, sobald eine Farbe neben die andere gesetzt wird. Bei ruhiger Musik im Hintergrund wirkt eine solche Beschäftigung sehr beruhigend. Das Malen zur Musik kann auch zu zweit oder zu dritt auf dem gleichen Stoffstück durchgeführt werden. Diese Übung eignet sich übrigens gut in Kombination mit den vorgestellten Farbmeditationen.

Machen Sie besonders gelungene Werke der Seidenmalerei zu Fensterbildern, Wandbildern und Kissenbezügen – vielleicht auch im Jugendzimmer. Auf diese Weise hat der, der es gemalt hat, das ihm wichtige Farbspektrum häufiger vor Augen. Einen Menschen, der sich mehr Hoffnung und Zuversicht wünscht, gefällt ein duftiges grünes Fensterbild aus Seide sicher in seinem Zimmer. Jemand, der sich entspannt, um neuen Mut und Kraft zu finden, kann in roten Kissen und Wandbildern Stärkung für sein Vorhaben sehen. Diese Methode ist weitaus einfacher, als immer wieder die Wände neu zu streichen. Und wenn dann das Bedürfnis nach einer neuen Farbe entsteht, können die Dekorationen mit wenigen Handgriffen ausgetauscht werden.

Partnerübungen

Streichelreise

Erleben Sie eine Körperreise einmal etwas anders. Lassen Sie sich von Ihrem Partner mit Worten streicheln. Legen Sie sich möglichst bequem hin. Es ist egal, ob Sie auf dem Rücken oder auf dem Bauch liegen. Sorgen Sie für gedämpftes Licht. Wenn Sie mögen, können Sie ruhige Hintergrundmusik einschalten. Der Partner sitzt in Ihrer Nähe, berührt Sie aber nicht. Jetzt erzählt er Ihnen, wie er Sie langsam mit seiner ganzen Hand oder seinen Fingerspitzen vom Kopf angefangen den ganzen Körper entlang streichelt. Dabei orientiert er sich daran, in welcher Stellung Sie liegen. Liegen Sie auf dem Rücken, streichelt er den Oberkörper und den Bauch, liegen Sie auf dem Bauch, streichelt er den Rücken. Der Partner darf aber nur verbal streicheln. Das heißt, er erzählt Ihnen möglichst genau, wo seine Hände sich gerade befinden, in welche Richtung sie wandern und was er dabei ertastet. Auch ob er sanft oder eher mit Druck streichelt, sollte er Ihnen mitteilen. Wenn er an den Füßen angekommen ist, geht die Reise wieder zurück bis zu Ihrem Kopf. Sie können nach der Übung die Rollen sofort tauschen oder sich dafür den nächsten Abend freihalten – ganz wie es Ihnen am besten gefällt.

Tipp: Der erzählende Partner sollte sich vor der Übung mit seiner Aufgabe auseinandersetzt, damit er nicht allzu oft ins Stocken gerät oder sich verhaspelt. Ein wenig Übung wird Sie zu einem Meister im verbalen Streicheln machen.

Warmer Ölguss

Diese Übung stammt aus dem Ayurveda und wird im Allgemeinen als sehr wohltuend empfunden. Probieren Sie sie aus, wenn Sie das Gefühl haben, Ihr Kopf sei vor Grübeleien und Sorgen verkrampft. Führen Sie die Übung im Liegen durch, decken Sie aber vorsichtshalber die Unterlage mit einer großen, dünnen Plane ab. Malerplane aus dem Baumarkt eignet sich gut für diesen Zweck. Wählen Sie ein preiswertes Produkt, denn nach der Übung ist die Plane nicht mehr zu gebrauchen.

Ablauf

Legen Sie sich bequem auf dem Rücken, und streichen Sie die Haare aus der Stirn. Entspannende Musik im Hintergrund passt gut zu dieser Übung. Ihr Partner erwärmt in der Zwischenzeit etwa einen halben Liter Massageöl, allerdings nicht zu stark, das Öl darf nicht heiß sein, sonst kommt es zu Verbrennungen. Das Öl wird in eine Kanne mit schmalem Ausguss gefüllt. Jetzt lässt der massierende Partner ganz langsam ein wenig Öl auf Ihre Stirn laufen. Schon allein die Wärme des Öls wirkt ent-

Tipp: Sie müssen nicht unbedingt ein teures Massageöl verwenden. Olivenöl und Distelöl jeweils zu gleichen Teilen gemischt eignet sich ebenfalls für diesen Zweck. Und wenn Sie das überschüssige Öl nach der Massage in Ihren Haare einkneten und es über Nacht einwirken lassen, werden Sie am nächsten Morgen nach dem Haarewaschen mit einem wundervollen Glanz belohnt.

krampfend. Mit diesem Öl wird Ihr Gesicht massiert, wie in der Babymassage beschrieben. Der Partner streicht mit beiden Händen von der Mitte der Stirn zu den Seiten, gerade so als wollte er Sorgenfalten glatt streichen. Öl kann immer wieder nachgegossen werden, so lange es warm ist und Ihnen angenehm vorkommt. Abschließend massiert der Partner Ihr Gesicht mit sanften Bewegungen – wieder so lange es Ihnen angenehm ist.

Auch für diese Übung gilt, dass Sie entweder sofort im Anschluss die Rollen tauschen können oder aber einen späteren Zeitpunkt für den Rollentausch wählen.

Auslachen

Diese Übung ist keine Entspannungsübung, dient aber der Entkrampfung und Lockerung. Wann haben Sie zum letzten Mal miteinander gelacht? Hier ist nicht gemeint, wann Sie zum letzten Mal jemanden ausgelacht haben, sondern eher ein wirkliches, befreiendes Lachen aus purem Vergnügen.

Kitzeln Sie sich gegenseitig, ohne sich weh zu tun. Erfahren Sie wie entkrampfend ein herzhaftes Lachen mit einem vertrauten Menschen wirkt. Kleinkinder, die in das elterliche Bett krabbeln und sich gerne kitzeln lassen, zeigen uns, wie gut es tut. Sie werden sehen, dass Sie Ihren Alltag mit anderen Augen sehen, wenn Sie vor lauter Lachen nur noch erschöpft keuchen können.